BASTEI
LÜBBE

Über dieses Buch:

Die Krankheit, die Anna jahrelang in ihrem Alltag begleitet, heißt »generalisierte Angststörung«. Viele Tausend sind allein in Deutschland davon betroffen. Die Patienten erleben massive körperliche Symptome, basierend auf einer seelischen Beeinträchtigung. Der Alltag wird so zur Qual, die einfachsten Handlungen, die selbstverständlichsten Aktivitäten können zur unüberwindlichen Hürde werden. Anna hat Glück gehabt. Sie hat sich durch jahrelange Therapie aus dem Gefängnis der Schatten befreien können. In diesem Buch erzählt sie von ihrem langen Weg und dem Kampf um ein normales Leben.

Über die Autorin:

Anna Klasen ist ein Pseudonym. Die Autorin lebt heute mit ihrer Familie in Norddeutschland. Sie wird ihre Krankheit niemals ganz besiegen, aber sie hat gelernt, mit ihr zu leben.

Anna Klasen

Schattengefängnis

Angst war mein ständiger
Begleiter – doch dann befreite
ich mich

Aufgezeichnet von
Sabine Eichhorst

BASTEI
LÜBBE

BASTEI LÜBBE TASCHENBUCH
Band 61 564

1. Auflage: April 2005
2. Auflage: September 2007

Zum Schutz der Rechte sämtlicher Personen wurden Namen, Orte und Details verändert.

Bastei Lübbe Taschenbücher
in der Verlagsgruppe Lübbe

Originalausgabe:

Redaktion: Martina Sahler
Titelfoto: Martin Magnunia/JOKER
Umschlaggestaltung: Gisela Kullowatz
Satz: Textverarbeitung Garbe, Köln
Druck und Verarbeitung: Ebner & Spiegel, Ulm
Printed in Germany
ISBN 978-3-404-61564-3

Sie finden uns im Internet unter
www.luebbe.de
Bitte beachten Sie auch: www.lesejury.de

Der Preis dieses Bandes versteht sich einschließlich
der gesetzlichen Mehrwertsteuer.

KAPITEL 1

Dieser Schwindel. Die Welt, die leise bebt.

Dieses Kribbeln in den Füßen, wie Ameisen, die in den Adern umherlaufen, auf den Nervensträngen spazieren. Und doch fühlen sich die Füße so taub an.

Das Herz schlägt dumpf und schnell. Zu schnell. Ein Doppelschlag, noch einer, Schallwellen breiten sich aus nach allen Seiten, füllen meine Brust, das Echo klingt nach, lässt den ganzen Körper vibrieren.

Dieser Taumel.

Dieses Dröhnen.

Wie eine Pumpe, deren Tempo man ständig erhöht, schlägt das Herz, es beeilt sich, hetzt, versucht, mitzuhalten. Dumpf und hohl klingen die Schläge und unheimlich, wie soll es das schaffen, das Herz? Dieses Tempo ist zu schnell und es steigert sich noch, immer weiter, treibt in ungeahnte Höhen, wie gepeitscht. Als wolle es mir aus der Brust herausspringen!

Und diese unglaubliche Hitze.

Die Tür. Ich muss raus – wo ist die Tür?

Doch meine Beine, so schwach, meine Füße gehorchen nicht. Und dieser Schwindel … Warum kommt er jetzt, was kann das sein, was kann ich tun? Ich muss ihn stoppen, ich muss ihn stoppen, Luft, ich brauche Luft! Mir ist kalt, eiskalt, der Atem rast. Das Rauschen im Kopf schwillt an, ein helles Sirren, ein hochfrequenter Ton erklingt im Hintergrund, mischt sich in das Rauschen, übertönt es, ein Warnsignal, eine Kakophonie des Schreckens. Mein Baby … Ich lege die Hand auf meinen Bauch. Ich muss atmen, atmen für dich.

Ich will nicht sterben!

Das Telefon.

Ich hörte meine eigene Stimme wie durch Watte gedämpft. Als quälte sich jedes Wort durch die Windungen des Kabels, als trieben die Buchstaben träge die Drähte entlang, die Oberleitungen. Mühsam bahnten sie sich einen Weg von meinem Mund in das Ohr meines Mannes. »Komm«, sagte ich. »Ich glaube, es geht los.«

Als mein Mann die Wohnung betrat, waren alle Symptome verschwunden. Matt saß ich auf dem Balkonstuhl und atmete die kalte Luft. Mein Herz schlug ruhig, der Atem floss. Ein Strauch vor dem Nachbarhaus hing voller Beeren, rot glühender Regen. Dahinter leuchtete der Rasen, unwirklich grün. Ab und zu spürte ich, wie das Baby sich in meinem Bauch bewegte.

Was mochte es gespürt haben, während mich diese verstörenden Gefühle überrollt, mich in den Würgegriff genommen hatten? Ich streichelte mit der Hand über meinen gewölbten Leib, beruhigend, zärtlich… Pst, mein Liebling, es besteht keine Gefahr. Nein, keine Gefahr.

Am Morgen fuhr ich zum letzten Vorsorgetermin. Meine Befürchtung, dass das gestrige Herzrasen verbunden mit diesem Schwindel Wehen ausgelöst haben könnte und mein Baby zu früh auf die Welt drängen würde, erwies sich als grundlos.

»Der Muttermund ist fest verschlossen«, sagte der Gynäkologe. »In den kommenden Tagen wird nichts geschehen.«

Es war Anfang Februar. Nebel lag über der Stadt wie ein dampfendes, nasses Tuch. Ich war unendlich müde, bewegte mich schwerfällig und kämpfte mit Bauchschmerzen und Durchfall.

Zu Hause angekommen kroch ich ins Bett. Das Laken bis unters Kinn gezogen wünschte ich, für immer so verharren zu dürfen. Mein Blick folgte einzelnen dünnen Lichtfäden, die durch die schweren Vorhänge drangen, über den Teppich krochen. Staubsäulen tanzten in ihrem matten Schein.

Seit Tagen durchsickerte eine trübe Stimmung meinen Körper, hatte die Haut durchdrungen, war durch die Poren geströmt, hatte sich in Muskeln und Gewebe festgesetzt, Knochen kontaminiert, hatte mich träge und starr gemacht. Mein Herz war bleischwer, mein Geist langsam.

»Magst du eine Tasse Kaffee trinken?« Sven hatte leise die Schlafzimmertür geöffnet. Seine Stimme holte mich aus der Lethargie. Fest stemmte ich den rechten Fuß gegen die Matratze, rollte auf die Seite, schob mit den Händen die Beine über den Rand des Bettes und richtete mich auf. Mein Bauch war eine harte Kugel, die Haut gespannt wie Pergament, alles schmerzte. Drinnen protestierte das Baby. Tritte, ab und zu ein Rumpeln.

In der Küche roch es nach Milch und Kaffee, und auf dem Tisch stand frischer Apfelkuchen. »Ich bin auf dem Heimweg bei meinen Eltern vorbeigefahren«, sagte Sven.

Die ganze Familie war in Gedanken bei uns. Meine Eltern riefen täglich an. Sogar meine Schwester war nervös und aufgekratzt.

Alle warteten.

»Von mir aus kann es losgehen«, sagte ich und ließ mich auf der Eckbank nieder. »Wenn ich nur keinen Blasensprung bekomme.«

»Wird schon schief gehen«, sagte Sven und schenkte Kaffee ein.

Wir plauderten und aßen Kuchen. Langsam belebte der Kaffee meinen Kreislauf. Vom Magen aus strömte Wärme durch alle Glieder, sie machte mich zuversichtlich. Der feine Ton aneinander reibenden Porzellans füllte die Luft, als mein Mann seine Kaffeetasse auf die Untertasse stellte. Er tat es mit der unerschütterlichen Sicherheit eines Menschen, der nicht an der Welt zweifelte.

»Ich muss ins Bad«, sagte ich und zwängte mich hinter dem Tisch hervor. Das Baby drückte auf die Blase.

Mit gespreizten Beinen, den Bauch wie ein Ballon dazwischen platziert, setzte ich mich auf den Rand der Toilette. Im nächsten Moment erklang ein leises »Plopp«; ihm folgte das helle Geräusch herausströmenden Wassers. Ich erschrak. Meine Hände begannen zu zittern, meine Arme, meine Beine, mein Herz schlug hart und heftig. Das Geräusch schwoll an, die Flüssigkeit stürzte nur so aus mir heraus, ein warmer Strahl; er verschwand im Abfluss, in der Kälte, und ich … Ich blieb leer zurück.

Ich schrie.

Sven stürzte ins Bad.

»Die Fruchtblase ist gesprungen!«

»Oh, Gott«, entfuhr es ihm erschrocken, doch im nächsten Augenblick fand er seine Ruhe und Gelassenheit wieder, die mir Halt und Sicherheit bot.

»Es ist total viel!«, jammerte ich.

»Bleib sitzen. Ich hole ein Glas. Dann überprüfen wir, wie viel Fruchtwasser du wirklich verlierst.«

Während Sven in der Küche klapperte und ein Gefäß suchte, presste ich die Hände auf den Bauch und betete still, dass alles gut gehen würde.

Alles, woran ich denken konnte, war unser Kind.

Als mein Mann mit einem leeren Saftglas in der Hand ins Bad zurückkehrte, hievte ich mich vorsichtig vom Brillenrand hoch und ließ die klare Flüssigkeit, die unaufhörlich aus mir herausrann, in das Glas laufen. Erleichtert stellten wir fest, dass ich nicht annähernd so viel Fruchtwasser verlor, wie ich befürchtet hatte.

Während Sven im Krankenhaus anrief, stopfte ich mir ein Gästehandtuch in die Hose und zog die Spülung. Im Schlafzimmer stand seit mehreren Tagen der kleine Koffer bereit, in dem sich alles befand, was ich während der Zeit im Krankenhaus brauchen würde.

»Die Hebamme sagt, wir sollen in die Klinik kommen, aber in aller Ruhe.« Mit beiden Händen strich mein Mann seine Haare aus dem Gesicht.

Ich stellte mein Gepäck in den Flur. Dann ging ich noch mal in die Küche, kochte Kaffee und füllte ihn in eine Thermoskanne. Wer wusste, wie lange die Geburt dauern würde und ob das Krankenhauspersonal sich auch um begleitende Väter kümmerte, die sich vor Müdigkeit kaum noch auf den Beinen halten konnten.

»Der Muttermund ist schon ziemlich weit geöffnet«, sagte der Arzt.

»Aber die Patientin hat eben erst Wehen bekommen«, entgegnete die Hebamme. Das Fruchtwasser rann in Strömen. Die Untersuchung schmerzte, der junge Arzt war grob. Die Abstände zwischen den Wehen wurden kürzer; ich versuchte, langsam und tief in den Brustkorb zu atmen.

»Ich schätze, acht Zentimeter«, fuhr der Arzt fort, stand auf und stieß mit dem Fuß seinen Hocker beiseite. Scheppernd rollte er über den steinernen Fußboden, bis er gegen eine Kommode stieß. Das Geräusch zerrte an meinen Nerven.

Der Arzt streckte die Schultern; er überragte die Hebamme um beinahe einen halben Meter. »Bringen Sie die Patientin in ihr Zimmer.« Er streifte die Handschuhe ab und wusch sich die Hände. Ich wischte mit dem Handrücken den Schweiß von meiner Stirn.

Wortlos half die Hebamme mir, mich aufzusetzen.

Der Flur war menschenleer, nur das Quietschen ihrer Gummischuhe durchschnitt die Stille. Die Tür zu einem der Kreißsäle stand offen; der Fußboden war gefliest, unter der Decke hingen Lampen, groß und unheimlich wie die Augen eines exotischen Insekts.

»Im Moment sind Sie die einzige Patientin«, sagte die Hebamme und drückte auf den automatischen Türöffner. »Dabei haben wir Vollmond.« Sie lachte, und zwischen ihren Vorderzähnen blitzte eine schmale Zahnlücke. »Und Hochwasser!«

»Hochwasser bringt Babys?«, fragte ich und versuchte, gegen den Schmerz anzuatmen.

»So sagt man.« Wir steuerten auf ein Krankenzimmer zu. Die Hebamme nickte, und Sven öffnete die Tür. »Eigentlich müsste heute Nacht die Hölle los sein.«

Eine weitere Wehe jagte den Rücken hinauf, ich biss mir auf die Lippen. Feuchtigkeit rann an meinen Beinen hinab, warm wie Badewasser.

»Machen Sie sich keine Sorgen«, sagte die Hebamme. »Das Fruchtwasser bildet sich ständig nach. Ihrem Kind geschieht nichts.« Einen Moment schien sie zu zögern. »Aber wenn Sie einverstanden sind, würde ich Sie gern noch einmal untersuchen.«

Ich nickte und legte mich auf ein bereitstehendes Bett.

»Der Muttermund ist fest verschlossen«, sagte die Hebamme, als sie die Handschuhe abstreifte. »Ich werde mit dem Doktor sprechen.«

Als der Arzt eine Weile später ins Zimmer kam, wirkte er ungehalten. Er untersuchte mich erneut. »Der Muttermund ist geöffnet«, beharrte er.

Nun bestand die Hebamme auf einer weiteren Untersuchung durch die Stationsärztin. Auch sie befand, der Muttermund sei fest verschlossen. Meine Freude, es könne bald losgehen, wechselte in Misstrauen. Wie sollte ich mich hier in Sicherheit fühlen, wenn sich Arzt und Geburtshelferin nicht einig waren? Mein Vertrauen galt eher der Hebamme, der junge Mediziner erschien mir wenig einfühlsam. Eine weitere Wehe schoss hoch, mein Körper krampfte sich zusammen. »Atme«, rief Sven. »Atme langsam und tief.«

Später begleitete uns eine Schwester in den Kreißsaal. »Nehmen Sie ein Bad«, schlug eine junge fremde Frau vor.

Das musste eine weitere Hebamme sein. Offenbar hatte die Schicht gewechselt.

Lange hielt ich es nicht im Wasser aus. Ich war froh, als Sven mir half, ins Bett zurückzukriechen. Die Wehen rissen, stießen, zogen, zerrten, ein brutales Schmerzkonzert, und die Wärme des Wassers schien alles nur zu verschlimmern. Es gelang mir nicht, mich zu entspannen.

Mich schwindelte.

Vor den Fenstern hingen Gardinen in freundlichen Farben. Ihre Muster begannen vor meinen Augen zu tanzen, Kreise, die sich mit anderen Kreisen verbanden, Farben, die ineinander flossen, Flächen, die sich auflösten. Ich tastete nach Svens Hand.

Ich fürchtete, ohnmächtig zu werden.

»Hundertachtzig zu hundert.« Ein Geräusch, als zerrisse jemand Papier, jagte durch die Luft, als die Geburtshelferin die Manschette des Blutdruckmessgerätes löste. »Sie können gar nicht ohnmächtig werden.«

Helles Gleißen brannte meinen Rücken entlang, fuhr hinauf, hinab, durch alle Nervenstränge, Adern, Muskeln. Sven ermahnte mich immer wieder, das Atmen nicht zu vergessen, und seine beruhigende, tiefe Stimme war für mich wie ein Fels in einem Meer von Schmerzen, ein fester Punkt am Horizont. Sicher. Doch so fern.

Eine weitere Wehe riss mich schier entzwei. Licht brannte in meinen Pupillen.

»Ich werde den Arzt holen«, sagte die Hebamme.

Er untersuchte mich erneut. Als die Schmerzen verebbten, fragte ich: »Warum ist mir so schwindelig?« Im nächsten Moment schwoll das Rauschen in meinen Ohren an, wie

Brandung, ein tosendes Meer. Die Stimme des Arztes klang weich und zerfahren. Seine Worte rutschten durch den Raum, segelten über die Fliesen, schlitterten auf mich zu. Nur Bruchstücke drangen in meine Wahrnehmung. Hilfe, ich brauchte Hilfe ... Dann, zu Sven gewandt, hörte ich den Mediziner sagen: »Passen Sie auf Ihre Frau auf. Sollte sie sich auch nach der Geburt sonderbar verhalten, kann es sein, dass sie unter einer Schwangerschaftspsychose leidet.« Als hätte er mich eben erst entdeckt, fügte er hinzu: »Ich werde Ihnen ein Beruhigungsmittel geben.« Mit knappen Anweisungen schickte er die Hebamme, das Medikament zu holen.

Das Zäpfchen wirkte schnell. Das Schwindelgefühl wich einem Nebel, der alle Geräusche dämpfte, die Farben, das Licht. Ich versuchte, mich zu entspannen. Doch die Schmerzen jagten in immer kürzeren Abständen durch alle Nervenbahnen.

»Sie bekommen eine Kaudalanästhesie«, entschied der Arzt, als er eine Weile später wieder in den Kreißsaal trat.

Die Schwester bereitete die Spritze vor. Mein Haar klebte auf der Stirn. Erschöpft wartete ich auf Erlösung, nachdem der Arzt das Mittel injiziert hatte. Irgendwann, es war nach Mitternacht, bekam ich eine weitere Dosis des Betäubungsmittels.

»Warum wirkt es nicht?«, fragte ich.

Er musterte mich. »Das liegt an Ihrer Fettschicht.«

Ich schnappte nach Luft. Ich wog siebzig Kilo und überlegte, wie wirklich dicke Frauen leiden mussten. Eine weitere Wehe sprengte meine Gedanken. »Atme tief in den Bauch, nicht hecheln!«, rief Sven.

Ich riss mich zusammen.

Atmete tief ein und langsam durch den Mund wieder aus, *eins-zwei-drei-vier-fünf-sechs-sieben.*

Doch mit jeder Welle wich meine Kraft. Ich hatte kein Gefühl für Raum und Zeit und sehnte mich danach zu schlafen, diesem wunden, brüllenden und gleichzeitig halb betäubten Körper endlich die Ruhe zu gewähren, nach der er verlangte.

Ich hatte Durst, meine Kehle war rau und trocken. Von fern hörte ich das Krankenhauspersonal miteinander sprechen.

Die Hebamme maß den Blutdruck; wie eine Klammer presste sich die Manschette um meinen Oberarm. Gemeinsam verfolgten beide, Hebamme und Arzt, Kurven auf einem Kardiotokographen.

»Die Herztöne sind kaum zu erkennen«, murmelte die Hebamme.

»Wir setzen eine Kopfschwartenelektrode«, entschied der Arzt.

Alles, was geschah, geschah in einem Dunst, mit mir, doch ohne meinen Willen. Unruhe füllte den Kreißsaal, sirrte, flirrte, drohte. Alles war anders, als man es uns im Geburtsvorbereitungskurs erklärt hatte, anders, als ich es mir vorgestellt hatte. Mir blieb keine Kraft, mich zu widersetzen. Ich dachte an unser Kind und gehorchte. Eine weiche, weiße Hand wischte mit einem Tuch über meine Stirn. Die Zeit kroch, auch sie irgendwie sediert. Ab und zu drangen Schreie aus den benachbarten Kreißsälen, wehes Brüllen fremder Gebärender.

Eine erneute Wehe, ich stöhnte, biss mir auf die Lippen, sie bluteten. Ich konzentrierte mich auf die Atmung, ließ die

Luft tief in Brust und Bauch hineinströmen, zählte bei jedem Atemzug, *eins-zwei-drei-vier-fünf-sechs-sieben.*

Sven streichelte meinen Arm. Seine Ruhe tat wohl. Er lächelte; ich hielt mich an diesem Lächeln fest. Es dauerte, bis ich realisierte, dass ich nichts fühlte. Noch immer strichen Svens Finger über meinen Arm, meine Schulter, doch ich sah die Berührung nur, ich spürte sie nicht. Mein Oberkörper war gelähmt.

Die Hebamme ging und holte den Arzt.

»Ist das normal?« Ich bekam Angst. »Mein Oberkörper ist betäubt, doch mein Unterleib spürt jeden Schmerz!«

Der Arzt verlor allmählich seine Herablassung und wies in abgehackten Worten eine Krankenschwester an, Sauerstoff und einen Tubus zu holen. Offenbar bestand die Gefahr, dass mein Atmungszentrum aussetzte.

Das Luftholen ließ sich nicht mehr kontrollieren. Mein Atem jagte heftig und schnell, als fliehe er vor drohenden Gefahren, machte sich aus dem Staub und ließ mich zurück, folgte nicht mehr meinem Willen, nicht mehr meinen Befehlen, so wie mein gesamter Körper längst nicht mehr meiner war; er wurde dirigiert, von einem unsichtbaren Strippenzieher, irgendwo da draußen im Dunklen. Erschrocken starrte ich auf meine Hände, die sich in das Zellstofflaken krallten, zwei Pfoten, verkrümmt, als wucherte in ihnen die Gicht.

Dann brach mein Kreislauf zusammen.

Am Morgen untersuchte mich der leitende Professor. »Das Kind liegt ungünstig. Es drückt mit der Stirn gegen den Muttermund, nicht mit dem Hinterkopf, wie es sollte. Darum kann sich der Muttermund nicht öffnen, trotz der ständigen

Wehen.« Die Worte des Professors beunruhigten mich, doch seine Autorität gab mir Zuversicht.

»Ich werde versuchen, das Kind zu drehen.« Mit einer Hand richtete der Professor die Scheinwerfer aus. »Außerdem werden wir einen Katheter legen, damit das Lokalanästhetikum regelmäßig nachgespritzt werden kann.«

Ich atmete, *eins-zwei-drei-vier-fünf-sechs-sieben.*

Biss mir auf die Lippen, um nicht zu brüllen.

Der erste Versuch, das Baby in eine günstigere Lage zu bringen, scheiterte. Später probierte es der Professor erneut. »Sonst müssen wir einen Kaiserschnitt vornehmen.«

»Ja …«, stöhnte ich.

Eine Wehe zerriss mich.

»In spätestens einer Stunde ist Ihr Baby da«, sagte der Professor und streifte seine Handschuhe mit einem quietschenden Geräusch ab. Ich holte Luft und blies lang gezogene *Aaaaaaaaa*s in den Raum.

Immer wieder kontrollierte die Hebamme die Herztöne des Babys, maß meinen Blutdruck, tastete den Muttermund ab. Jeder ihrer Handgriffe verriet Professionalität, doch sprach sie kein Wort.

Wund an Leib und Seele sehnte ich mich nach Wärme, nach Zuspruch, nach jemandem, der mir Mut machte. Ich fühlte mich so allein in meiner Qual, so allein mit meiner Angst, dem Baby könnte etwas zustoßen.

Irgendwann sagte die Hebamme: »Sie können anfangen, zu pressen.«

»Es geht nicht«, flüsterte ich. Mein Körper war ausgelaugt, leer, müde.

»Atme«, beschwor mich Sven.

»Sie müssen pressen«, rief eine junge Ärztin. »Und das können Sie auch!«

»Jetzt!«, rief Sven. »*Eins-zwei-drei-vier-fünf-sechs-sieben*!«

Drei Presswehen später war unser Sohn Mats geboren.

Ich erwachte früh und plötzlich. Draußen im Park, der die Klinik umgab, brach sich Sonnenlicht in den kahlen Zweigen der Bäume. Die schweren Türen ließen kaum ein Geräusch von der Station in die Zimmer dringen.

Ich sehnte mich nach meinem Baby.

Ich schlüpfte in die Pantoffeln, zog den Bademantel an und nahm mein Waschzeug. Als ich vom Duschen zurückkehrte, wartete ich ungeduldig, dass eine Schwester mein Kind bringen würde. Die Ereignisse der vergangenen siebenunddreißig Stunden waren zu einer fernen Erinnerung geronnen.

In dem Augenblick, da Mats in meinen Armen lag, durchströmte mich ein Gefühl großen Glücks. Sein Körper roch nach frischer Milch. Ehrfürchtig sah ich zu, wie mein winziger Sohn langsam erwachte, seine Fäuste ballte, die Beinchen streckte, den Mund zu einem Gähnen formte und schließlich die Augen öffnete.

Sein Blick traf mitten in mein Herz.

Ich setzte mich auf die Bettkante und öffnete das Nachthemd. Mats trank in gierigen Schlucken. Draußen raste ein Krankenwagen über das Klinikgelände; das Jaulen des Blaulichts gellte zwischen den Gebäuden wider. Das Gleißen der Neonröhren stach in meinen Augen, und ich bat meine Zimmernachbarin, den Lichtschalter auszuknipsen. Ruhig und friedlich lag mein Sohn in meinen Armen. Sein runder Bauch bewegte sich bei jedem Atemzug auf und ab, der Blick seiner blauen Augen wanderte über mein Gesicht, hielt inne, versuchte, Details zu fixieren. Ich strich über das feine, duftende Babyhaar.

Und sah zur Tür.

Unruhe durchströmte meinen Körper, in Wellen, die sich langsam ausbreiteten, so wie wenn man einen Kieselstein in seichtes Wasser wirft und zusieht, wie es Kreise zieht. Mats sog und trank und schmatzte und schluckte. Seine Lippen kräuselten sich, und in seinen Mundwinkeln bildeten sich kleine Milchblasen. Mit einem Lätzchen tupfte ich sein Gesicht trocken. Mein Sohn schloss die Augen und stieß einen feinen Rülpser aus. Grenzenlose Liebe überrollte mich.

In sie hinein brach die Unruhe.

Ein nervöses Kribbeln, eine Gehetztheit.

Wie ein aufgescheuchtes Tier lehnte ich an der Kante des Bettes, bereit, jederzeit aufzuspringen und davonzulaufen. Doch wovor sollte ich fliehen? Es gab doch keinen Grund … Ich saß hier in Sicherheit, das Baby geborgen in meinen Armen. Warum reagierte mein Körper, als drohe Gefahr?

Später bat ich eine Krankenschwester, meinen Blutdruck zu messen. »Hundertfünfzig zu neunzig«, sagte sie. »An einem zu niedrigen Blutdruck kann es nicht liegen, wenn Ihnen unwohl ist.« Sie löste die Manschette, und ich rollte den Ärmel meines Bademantels herunter. Als ich aufstand, packte mich Schwindel. Panisch griff ich um mich, meine Finger ertasteten gerade noch eine Stuhllehne. Im nächsten Augenblick spürte ich die rettenden Hände der Schwester.

»Das sind die Hormone«, sagte sie. »So geht es vielen Wöchnerinnen.« Mein Kopf rauschte, es sauste in den Ohren, ein Pfeifen, ein Jaulen.

»Das Beste ist, Sie ruhen sich aus.« Nur langsam rückten die Möbel und Gerätschaften im Untersuchungszimmer wieder an ihren Platz. »Kommen Sie, ich bringe Sie in Ihr Zimmer.«

Mats war ein wunderbarer kleiner Junge, der neugierig verfolgte, was um ihn herum geschah. Wer immer uns in den Tagen nach der Geburt im Krankenhaus besuchte, freute sich über dieses freundliche, ruhige Baby.

An manchen Tagen gaben sich die Besucher die Türklinke in die Hand. Kaum dass meine Eltern gingen, betraten meine Schwiegereltern das Zimmer; meine Schwester verbrachte Stunden an meinem Bett; mein Mann fuhr täglich vom Büro in die Klinik und ging erst, wenn die Krankenschwestern darauf bestanden. Meine Freundinnen, Svens Freunde, unsere gemeinsamen Bekannten – alle nahmen Anteil.

Ich war keine Sekunde allein.

Unter anderen Umständen hätte ich mich gefreut. Doch jeden Morgen, kaum dass ich erwachte, erfasste mich diffuse Nervosität. Sie setzte ein, sobald ich die Augen öffnete, und ließ nicht nach, bis ich abends einschlief.

Bei allem, was ich tat, hatte ich das Gefühl, überfordert zu sein, selbst ein kurzer Spaziergang hinüber zum Krankenhauskiosk glich einer abenteuerlichen Reise, war ein tückischer Parcours, auf dem ich nie wusste, ob ich überleben würde oder ob der Schwindel mir im nächsten Moment die Beine wegreißen, die Erde sich auftun und mich verschlingen würde. Jeden Augenblick fürchtete ich, ohnmächtig zu werden, allen Halt und alle Kontrolle zu verlieren, auf die Fliesen der Flure zu stürzen, dort zu liegen, ausgeliefert den Blicken aller, die vorübergingen.

Allein die Vorstellung war unerträglich peinlich.

Doch auch wenn ich im Bett lag, fühlte ich mich nicht sicher. Die Welt taumelte, bebte, schwankte. Von einem Augenblick zum nächsten kochte mein Blut hoch, wie ein Topf heiße Milch, den man auf eine offene Flamme stellte. Es brodelte, und die Hitze strömte durch alle Glieder. Minuten später ließen die Symptome nach. Diese Unruhe glich einem Tier, das leise auf der Lauer lag, bereit, jeden Moment aufzuspringen und anzugreifen.

Ich war bemüht, die seltsamen Reaktionen zu verbergen.

Ich verstand sie nicht.

Jedes Mal, wenn eine Schwester meinen Blutdruck maß, war er leicht erhöht. Die Werte erklärten weder die Nervosität noch den Schwindel. »Machen Sie sich keine Sorgen«, lautete unisono die Antwort. »Das sind die Hormone.«

Eines Morgens erwachte ich tieftraurig. Nur mühsam bewegten sich meine Beine und Arme unter der Decke hervor. Mich aufzurichten kostete alle Kraft, die ich aufbringen konnte. Draußen schien die Sonne; es kam mir beinahe höhnisch vor. Ich war verzweifelt und konnte mir meine Verfassung partout nicht erklären.

Ausgerechnet an jenem Tag kam kein Besuch.

Gegen Mittag rief ich, düster und leer, vom Stationstelefon aus meine Mutter an.

»Kind, du hast so ein süßes Baby!«, rief sie. Sie nannte mich manchmal immer noch »Kind«, obwohl ich in wenigen Wochen siebenundzwanzig Jahre alt wurde. »Mats ist gesund. Ihr beide seid gesund. Nun freu dich doch!«

Ich fühlte, wie die Welt enger wurde. Ein kaltes Gespenst legte seinen Umhang um meine Schultern, schloss mich in die Arme und nahm mich mit. Fernab der Welt saß ich im Klinikzimmer. Draußen rauschte das Leben, alles ging seinen Gang. In meinem Bauch bohrte sich ein Keil durch alle Organe; in die Leere, die blieb, sickerte Schuld.

Ich hatte einen wunderbaren Sohn. Mutter hatte Recht.

Warum konnte ich mich nicht freuen?

Dieser Schwindel. Die Welt, die leise bebt.

Dieses Kribbeln in den Füßen, wie Ameisen, die in den Adern umherlaufen, auf den Nervensträngen spazieren. Und doch fühlen sich die Füße ganz taub an.

Das Blut rauscht und brodelt, es brüllt und donnert, ein Dröhnen füllt alle Adern, lässt sie beben und erzittern. Eine Hitze, die alles versengt.

Dieser Taumel.

Mein Kopf.

Die Beine, so weich, als würden sie unter mir nachgeben.

Ein Angriff aus dem Nichts. Eine fremde Macht, die die Herrschaft über meinen Körper übernimmt. Für Minuten. Dann herrscht wieder Stille.

Bis zum nächsten Angriff.

Immer und immer und immer wieder.

Jeden Tag.

Mehrmals am Tag.

Das ist nicht normal.

Ich bin nicht normal.

Während der nächsten Visite wandte ich mich an die Stationsärztin. »Warum wollen Sie einen Psychiater sehen?«, fragte sie ruhig, aber erstaunt.

Ich fand keine Worte, um ihre Frage zu beantworten.

Am folgenden Tag betrat ein hoch gewachsener, feingliederiger Mann mein Krankenzimmer, zog sich einen Stuhl heran und setzte sich neben mein Bett. Er nannte seinen Namen und stellte sich als Psychiater vor. »Wie kann ich Ihnen helfen?«, fragte er dann und musterte mich aufmerksam.

Ich zögerte. Da waren dieser ständige Schwindel, die Unruhe, die Blicke zur Tür. Das rasende Herz und das nervöse Brodeln.

Es war nicht der Kreislauf.

Es waren auch nicht die Hormone.

»Mein Körper spielt verrückt«, sagte ich schließlich. »Er zeigt die seltsamsten Symptome.« Ich senkte die Stimme. Es war mir peinlich, über intime Details zu sprechen, während im Nachbarbett eine Patientin Zeitung las. »Mal ist mir heiß, mal kocht mein Blut, und ich habe immerzu Angst, ohnmächtig zu werden. Ich erinnere mich, dass einer der Ärzte während der Geburt meines Babys von einer Schwangerschaftspsychose sprach. Könnte das der Grund sein?«

»Schwangerschaftspsychosen treten selten auf, nur gelegentlich leidet eine Mutter nach der Geburt plötzlich unter unbegründeten Verstimmungen.« Eine schmale Narbe zog sich an der linken Augenbraue des Mannes entlang. »Leiden Sie unter Schlafstörungen?«, fragte er.

»Nein.«

»Sind Sie verwirrt? Wissen Sie manchmal nicht, wo Sie sich befinden?«

»Doch.«

»Fühlen Sie sich traurig, depressiv? Haben Sie Schuldgefühle?«

Ich schüttelte den Kopf. »Selten.«

»Leiden Sie unter Wahnvorstellungen? Unter heftigen Gemütsschwankungen?«

»Nein.« Ich starrte auf meine Füße. »Ich leide einfach unter unerklärlicher Hitze, unter Schwindel und Unruhe.«

Der Psychiater betrachtete mich, ruhig, ernsthaft; ich hatte das Gefühl, mich nicht verständlich machen zu können.

»Ich war schon immer etwas anfällig«, murmelte ich.

»Haben Ihre Angehörigen bemerkt, dass Sie sich verändert haben? Dass Sie vor sich hin starren oder wie versteinert dasitzen?«

»Nein.«

»Essen Sie regelmäßig?«

Ich nickte.

»Ich denke nicht, dass Sie unter einer Schwangerschaftspsychiose leiden«, sagte er schließlich und erhob sich. »Im Gegenteil, ich habe selten mit einer Patientin gesprochen, die so aufgeräumt und ausgeglichen wirkte. Machen Sie sich keine Sorgen.«

KAPITEL 2

Die Sonne schien und es war klirrend kalt, als ich mit Mats im Arm die Klinik verließ.

Sven holte uns ab, und als wir zu Hause eintrafen, wartete meine Großmutter bereits mit einem Kuchen und einem selbst gestrickten Jäckchen für ihr Enkelkind vor der Tür. In der Wohnung stand ein Strauß Rosen auf dem Tisch, und als ich unseren Sohn in seine Wiege legte, wurde mir zum ersten Mal bewusst, dass wir nun eine Familie waren.

Ich war sehr glücklich.

Die Tage flossen dahin wie ein samtener Strom. Wir waren stolze Eltern und liebten unser Baby. Mats bereitete uns viel Freude, er entwickelte sich prächtig und schlief schon bald nachts durch. Alles spielte sich mit einer Leichtigkeit ein, die ich nicht erwartet hatte.

Dennoch überfiel mich erneut merkwürdige Unruhe. Ein leises Drohen, das unvermittelt anschwoll, tobte und toste und ebenso plötzlich wieder verschwand.

Nie gab es einen Auslöser, einen Grund, einen Anhaltspunkt.

Der Frost ließ nach, die Tage wurden freundlicher.

Ich zog Mats Strampelhose, Jacke und Mützchen an, legte ihn in den Kinderwagen, stopfte ein Federbett und eine Decke um ihn herum und machte mich auf den Weg. An den Zweigen der Haselnussbüsche vor dem Haus sprossen Blätter, und die Birken schimmerten zartgrün. In den Vorgärten bohrten Krokusse und Hyazinthen ihre Köpfe durch den Winterboden, und auf den Beeten machten sich Tulpen und Narzissen bereit. Bald würden die Wiesen voller Blumen sein.

Oben an der Straßenecke wurde ein Geschäft renoviert. Zwei Männer in weißen Hosen trugen Farbeimer und Leitern hinein und ein Mädchen mit langen Fingernägeln pulte die Klebebuchstaben des Namens des Sonnenstudios ab, das in den vergangenen zwei Jahren in den Räumen betrieben worden war. An der Hauswand lehnte ein Schild: *Floral Art*. Jemand würde also einen Blumenladen eröffnen.

Ich bog in die Rembrandtstraße ein.

Neben den Waschbetonplatten, die den Weg zu ihrer Haustür pflasterten, kniete Frau Selbert.

Ich begrüßte sie mit einem freundlich gerufenen »Hallo, Frau Selbert, guten Tag!«, doch es dauerte, bis die alte Dame sich umdrehte. Als sie uns sah, richtete sie sich auf, und ein Lächeln glitt über ihr Gesicht.

»Wie geht's unserem kleinen Baby?«, rief sie und ging in ihrem leicht schaukelnden Gang den Weg zum Gartentor hinab. Ich drehte den Kinderwagen. Staunend betrachtete Mats die alte Dame, die verzückte Schreie ausstieß und mit ihrer Gartenschere in der Luft herumfuchtelte. »Kille, kille«, rief Frau Selbert und ihre freie Hand kitzelte das Federbett, das sich über meinem Sohn wölbte.

Mein Sohn lachte.

»Wir müssen uns beeilen«, sagte ich. »Die Bank schließt in einer Viertelstunde.«

Frau Selbert winkte uns über ihren Jägerzaun hinterher.

Ich überquerte die Straße und bog in die Lenbachstraße. Ein rotes Auto fuhr langsam die Straße entlang und hielt vor einem Bungalow. Eine Frau stieg aus und marschierte auf hohen Absätzen die Einfahrt hinauf. Ein seltsames Gefühl durchströmte mich; ich hätte es nicht benennen können. Am oberen Ende der Dürerstraße angekommen, verspürte ich das dringende Bedürfnis, sofort nach Hause zu laufen.

Erschrocken blieb ich stehen.

Mats sah mich an, fragend.

Bis zur Bank waren es noch etwa fünfhundert Meter.

Mein Körper war außerstande, diesen Weg zurückzulegen.

Ich wendete den Kinderwagen und lief die Dürerstraße hinab. Bog in die Lenbachstraße. Hastete an Frau Selberts Grundstück vorbei und hoffte, die alte Dame möge uns nicht sehen.

Was sollte sie denken?

An der Ecke zur Rembrandtstraße schraubte ein Mann das Schild an; *Floral Art* stand nun über der Eingangstür. Das Mädchen vor dem Schaufenster sah von seiner Arbeit auf und musterte mich erstaunt. Ich ahnte, was sie dachte … *Das ist doch die Frau, die vor weniger als zehn Minuten das Hause verlassen hat, um mit ihrem Kind spazieren zu gehen – warum kommt sie schon wieder zurück?*

Beschämt eilte ich weiter, voller Angst, nicht rechtzeitig zu Hause zu sein, lief schneller, stieß den Kinderwagen vor mir her und kam doch kaum von der Stelle mit dem klobigen Gefährt.

Ein paar Tage später fuhr ich mit Mats zu einer Bekannten. Gunda hatte mehrere Mütter zum Kaffeetrinken eingeladen;

ihre Tochter Nikki war wenige Tage vor Mats zur Welt gekommen.

Während ich an der Haltestelle stand, schaukelte ich den Kinderwagen und blickte immer wieder liebevoll auf mein friedlich schlummerndes Baby.

Der Bus bog um die Straßenecke, und der ältere Herr, der auf der verwitterten Holzbank saß und ebenfalls wartete, faltete seine Zeitung zusammen und schob sie in den Papierkorb unterhalb des Fahrplans. Zwei Jugendliche mit schwarzen Pudelmützen nahmen ihre Rucksäcke. Ich löste die Bremsen und schob Mats' Kinderwagen an den Bordstein.

Langsam fuhr der Bus die Königsallee hinauf, auf die Haltestelle zu. Der Verkehr rauschte, es war früher Nachmittag. Der Bus hielt nur wenige Meter vor der Haltestelle an einer Ampel. Seine mächtigen schwarzen Seitenspiegel ragten in die Luft wie die Fühler eines Insekts. Unterhalb der Windschutzscheibe prangte eine Bierwerbung.

Ich spürte leichten Schwindel.

Ich atmete tief ein. Die Ampel sprang um, der Bus fuhr an. Der Fahrer setzte den Blinker und bog in die Haltebucht. Meine Beine waren weich. Mit einem durchdringenden Zischen, dem ein Stöhnen der Achsen folgte, hielt der Bus. Quietschend öffneten sich die Türen.

Der ältere Herr sah mich fragend an. Ohne eine Antwort abzuwarten, bückte er sich und griff in die Metallstreben des Kinderwagens. Ich nickte, bedankte mich, stolperte und wandte mich in Richtung der offenen Bustür. Ohne den Boden unter meinen Füßen zu spüren, bewegte ich mich, geschoben vom Gewicht des Kinderwagens, der ins Innere des Busses drängte.

Eine Frau bot mir ihren Sitzplatz an. Ich schüttelte den Kopf. Der ältere Herr sagte etwas, doch das Rauschen in mir übertönte seine Stimme. Ich lächelte höflich und bedankte mich noch einmal. Mit einem Ruck rasteten die Bremsen des Kinderwagens ein. Der Busfahrer schloss die Türen.

Im nächsten Augenblick kochte mein Blut.

Mein Herz raste, stolperte, verhaspelte sich, überschlug sich, mir wurde heiß, mir wurde kalt, meine Blase, oh, nein, ich musste dringend zur Toilette! Schweiß auf meiner Stirn, und dieses wilde Herz, dieses aus allen Fugen berstende, atemlose Herz.

Raus.

Raus!

Als der Bus an der nächsten Haltestelle hielt, stürzte ich ins Freie. Der Kinderwagen rumpelte, Mats wachte auf, sah mit kugelrunden Augen unter seiner Mütze hervor. Ich sackte auf die Bank.

Mein Körper zitterte, bebte.

Ich hatte gerade noch überlebt.

Und immer ist es das Herz.

Wie es dumpf und schnell schlägt, aus dem Rhythmus gerät. Dröhnen breitet sich aus, füllt meine Brust, meinen ganzen Körper, ist überall.

Und dieser Schwindel.

Und die Welt, die leise bebt.

Das Kribbeln im Fuß – das sind keine Ameisen mehr, es sind Käfer; schnell und wendig jagen sie die Nervenstränge entlang.

Diese Kälte! Diese Hitze!

Und das Rauschen im Kopf wird immer lauter. Es übertönt das wummernde Herz, schwillt an, brandet, tost, explodiert.

Der Schwindel ist unerträglich.

Nichts gehorcht mir mehr in diesem Körper, nichts, nichts.

Warum habe ich diesen Schwindel?

Warum rast mein Herz?

Warum kribbelt mein Fuß, warum rauscht mein Kopf?

Wie wird das enden?

Werde ich sterben?

Ich werde sterben!

Ich will nicht sterben.

Es ist die Hölle …

Etwas musste geschehen. So konnte ich nicht weiterleben. Ich musste wissen, was mit mir passierte und was die Ursache für diese Anfälle war. Ich wandte mich an meinen Hausarzt, der mich zu verschiedenen Fachärzten überwies.

Meine Schwiegereltern nahmen mir Mats ab und machten einen Ausflug mit ihm in den Stadtpark, als ich schließlich die Praxis des Hals-Nasen-Ohrenarztes aufsuchte, die sich nur wenige Meter die Straße hinauf befand.

Eine Assistentin begleitete mich in ein abgedunkeltes Zimmer. Die Wände waren nackt, und außer einer Liege und einem Stuhl gab es keine Möbel. Geschickt befestigte die junge Helferin Elektroden an verschiedenen Stellen meines Kopfes. Dann schaltete sie einen Computer an, neben dem ein großer Bildschirm stand, starrte auf Displays und drückte Knöpfe.

Später bat mich eine ihrer Kolleginnen in ein anderes Behandlungszimmer. Dort saß ich auf einem Stuhl, während sie mit Druck Wasser in meine Ohren spülte.

Mich schwindelte.

Eine Woche später schickte mein Hausarzt Blut ins Labor. Mehrmals ließ er EKGs und EEGs erstellen und maß meinen Blutdruck.

Alle Befunde waren negativ.

Der Hausarzt überwies mich zu einem weiteren Hals-Nasen-Ohrenarzt, der eine Dopplersonographie der Hauptschlagader anordnete, um den Grund für den Schwindel und das Pochen im Ohr herauszufinden; zu einem Kardiologen, der vermutete, dass eine Herzklappe nicht schloss, doch auch das erwies sich nach vielen Untersuchungen als nicht zutreffend.

Mir fehlte nichts.

Ich war gesund.

Eine penetrant gut gelaunte Stimme verkündete, dass Kalbsleberwurst diese Woche im Sonderangebot sei, und aus den Lautsprechern donnerte Musik wie ein stampfender, wutschnaubender Stier. Das Neonlicht brannte in den Augen. Ich lief durch die Gänge und suchte Lebensmittel zusammen.

Butter, Milch, Eier, Cornflakes, Nudeln, Koteletts.

Eine Verkäuferin füllte das Konservenregal auf. Ich drängelte mich an dem Gabelstapler vorbei, griff zwei Büchsen Karotten, warf sie in den Wagen und wendete. Eine ältere Dame versuchte, eine Dose Brechbohnen aus dem obersten Fach zu fischen, ich half ihr. »Danke, Frolleinchen«, murmelte sie. Eine Stimme schrie: »Unsere Fleischabteilung empfiehlt Ihnen heute: frische Nackensteaks!!!«

Bloß raus hier.

Ich eilte durch die Babyabteilung, lud ein Paket Windeln und Apfelbrei ein und steuerte Richtung Ausgang.

Nur zwei der vier Kassen waren besetzt. Ich stellte mich in die kürzere der beiden Warteschlangen. Mir war heiß. Mats verzog sein Gesicht; dann lächelte er zufrieden. Mein Herz raste.

Hinter mir stellte sich eine Frau an. Sie roch nach Knoblauch und Parfüm.

Vor uns stand die Dame mit den Brechbohnen. Sie hustete, es klang sehr ungesund.

An der Kasse durchsuchte ein Jugendlicher die vielen Taschen seiner Hose nach Kleingeld.

Die Kassiererin wartete, mit einer Miene, als ging sie das alles gar nichts an.

Für Ihren Sonntagsbraten empfehlen wir Ihnen diese Woche: Kassler!!

Mich schwindelte.

Raus!

Bitte, lasst mich raus.

Reiß dich zusammen, Anna!

Mats gurrte.

Der Jugendliche fand sein Kleingeld. Die Dame bezahlte ihre Brechbohnen. Die Kassiererin tippte die Preise meiner Lebensmittel ein.

Völlig erschöpft kam ich zu Hause an.

Diese Anfälle laugten mich inzwischen völlig aus. Warum fanden die Ärzte nichts? Warum wiesen alle Ergebnisse darauf hin, dass ich kerngesund war, obwohl ich manchmal lieber sterben wollte, als diese Zustände noch länger zu ertragen?

In den Stunden, die Mats schlief, glitten meine Gedanken manchmal in meine Kindheit und Jugend. Gehörte diese Unruhe, diese Panik, zu meinem Charakter? War sie ein Wesenszug von mir? Wie Schlaglichter sah ich Szenen meiner Kindheit und Jugend vor meinem inneren Auge, erinnerte mich an die Geborgenheit der ersten Jahre und an seltsame Momente der Unruhe.

Als ich geboren wurde, war Mutter sechsundzwanzig und Vater zwei Jahre älter. Er arbeitete als Maurer, sie als Verkäuferin. Wenige Tage nach der Geburt erkrankte ich an Gelbsucht, die Ärzte leiteten eine Bluttransfusion ein. Für meine Eltern begann eine schwere Zeit, bis sie sicher sein konnten, dass ich gesund werden würde.

Mutter gab ihre Stelle auf und kümmerte sich fortan um den Haushalt. Bei allem, was ich tat, hatte sie ein Auge auf mich. Ich war ein quirliges Kind, lebhaft, hielt alle in Atem. Meine Eltern behüteten mich, beide waren stets bemüht, alles richtig zu machen.

Ich war ihr Ein und Alles.

Als ich fünf Jahre alt war, zogen wir in eine kleine Wohnung im Dachgeschoss eines Altbauhauses. Da es dort keinen elektrischen Türöffner gab, musste Mutter jedes Mal, wenn ich zum Spielen hinausging, die vielen Stufen vom fünften Stock mit mir hinuntersteigen. Da in unserem Haus und in der Nachbarschaft jedoch nur wenige Kinder meines Alters wohnten, stand ich meist allein auf der Straße und langweilte mich. Also klingelte ich wenige Minuten später, und Mutter machte sich erneut klaglos auf den Weg.

Als meine Schwester Annika geboren wurde, war unsere kleine Familie komplett. Wir zogen noch einmal um, diesmal in eine Straße, die sich an einem Kanal entlangzog. In den umliegenden Häusern wohnten zahlreiche Kinder, und wir tollten von morgens bis abends umher, spielten Fangen und Verstecken, liefen Rollschuh und fuhren Wettrennen mit unseren Fahrrädern, und manchmal zettelten wir Klingelstreiche bei allein lebenden älteren Damen im Viertel an, die sich fürchterlich aufregten und über die wir heimlich aber ausgelassen lachten.

Es waren angstfreie, wunderschöne Jahre.

Ich erinnere mich an einen Spätsommernachmittag, als Mutter, Vater, Annika und ich vom Baden nach Hause fuhren. Im Café am Ufer des Kanals saßen Familien mit Kindern und aßen Eis. Ältere Damen fütterten Spatzen mit Kuchenkrümeln.

An der Ecke setzte Vater den Blinker und hielt vor einer Imbissbude. »Bratwurst mit Pommes frites für alle?«, fragte er mit einem Blick in den Rückspiegel.

Annika und ich juchzten.

»Du bist unsere Große«, sagte Vater. »Lauf schnell hinein.« Mutter zog einen Geldschein aus ihrem Portemonnaie.

Drinnen roch es nach Ketschup, halben Hähnchen und Pommes frites, die Annika und ich so liebten. Der Koch trug eine gestreifte Schürze und schwitzte.

Ich stellte mich in die Schlange. Drei Kunden warteten bereits auf ihre Bestellung. Unmittelbar vor mir stand eine junge Frau, ihre blonden Haare schimmerten in der Sonne. Sie trug einen Rock und flache Sandalen.

Plötzlich fiel die Frau zu Boden.

Mit seltsam verdrehten Beinen lag sie da, die Augen weit aufgerissen, der Blick starr.

Panisch stürzte ich aus der Imbissbude.

Es war Vater, der schließlich die Bratwürste kaufte. Nichts brachte mich dazu, den Imbiss noch einmal zu betreten. Der Schreck saß mir in allen Gliedern, das Dröhnen des Aufpralls hallte tagelang in meinen Ohren.

Und ich weiß noch, dass ich dachte: Was, wenn so etwas mir geschähe?

Als ich vierzehn Jahre alt war, lud meine beste Freundin mich gemeinsam mit ihren Eltern zu einer Butterfahrt ein.

Ich sagte spontan zu. Diese Tagesausflüge waren zu jener Zeit beliebt. Man kreuzte mit dem Schiff durch die Ostsee und konnte an Bord zollfrei Zigaretten und Alkohol und Parfüms und Süßigkeiten einkaufen. Für die ersten drei Dinge interessierte ich mich weniger; die Süßigkeiten reizten mich. Außerdem waren die Eltern meiner Freundin sehr nett, und wenn die Sonne schien, würden wir einen wunderbaren Tag verbringen.

Dennoch sträubte sich etwas in mir.

Ich konnte es niemandem erklären, weder meiner Freundin noch ihren oder meinen Eltern. Nicht einmal ich selbst verstand, warum ich am Morgen jenes Tages aufstand, aufgeregt und mit zitternden Beinen zum verabredeten Treffpunkt ging und in dem Augenblick, in dem der Bus, in den wir einsteigen wollten, um die Ecke bog, herausplatzte: »Ich kann nicht mitfahren.«

Die Situation war mir ungeheuer peinlich.

So schnell ich konnte, lief ich nach Hause.

Kaum lag in meinem Zimmer auf dem Bett, ließ die nervöse Unruhe nach. Und ich weiß noch, dass ich mich in meiner vertrauten behüteten Umgebung in Sicherheit fühlte. Nur – vor was?

Draußen wurde es bereits dunkel.

Mein Mann arbeitete in der Innenstadt. Nach Büroschluss nahm er die U-Bahn, stieg an der Haltestelle Stefanuskirche in den Bus und fuhr weitere drei Stationen bis zu unserer Siedlung. Manchmal, wenn ich es einrichten konnte so wie heute, holte ich Sven mit dem Auto an der Stefanuskirche ab.

Die Ampel am Rosenweg sprang auf Gelb, und ich bremste. Neben mir hielt ein Fahrradfahrer, ein schlaksiger Mann, der sich umdrehte, aus einer Tasche einen Schal hervorzog und ihn seinem Sohn, der im Kindersitz saß, um den Hals band. Der Junge wehrte sich. Der Vater redete ungeduldig auf das Kind ein.

Plötzlich verschoben sich die Linien, das Bild wackelte und verschwamm.

Mich schwindelte.

Mein Herz klopfte so laut, dass ich fürchtete, Vater und Sohn könnten es hören, könnten sich umdrehen und mich ansehen, fragend, auf eine Erklärung für diese störende Abnormität wartend.

Die Ampel wurde grün. Der Mann fuhr los. Ihm folgten weitere Radfahrer und ein Moped. Hinter mir hupte jemand. Mehrere Autos überholten mich auf der linken Fahrspur. Ich war unfähig, mich zu bewegen.

Mein Herz brüllte.

Bekam ich einen Herzinfarkt?

Würde sich gleich der Boden auftun?

An der Stefanuskirche angekommen, parkte ich und stieg mit zitternden Beinen aus dem Auto. Sven kam die Treppe herauf, lachte, freute sich. Doch als er vor mir stand, wurde sein Gesicht ernst. »Schon wieder?«

Ich nickte. Sven streichelte meine Wange.

Mein Mann setzte sich ans Steuer, und ich nahm auf dem Beifahrersitz Platz. Ich bat ihn, auf einem anderen Weg nach Hause zu fahren.

In den kommenden Tagen überfiel mich, wann immer ich mich der Kreuzung am Rosenweg näherte, starke Unruhe. Kaum entdeckte ich die Ampel, packte mich kaltes Entsetzen.

Gleich würde es wieder geschehen.

Schließlich war es hier schon einmal passiert.

Fortan mied ich den Rosenweg.

Dieser Schwindel.

Dieses Rauschen, ein Schwall, der aufbrandet und alles mit sich reißt.

Dieses pochende Herz, ein steter Klang in der Brust, beständig, bedrohlich, stoisch, wieder und wieder, ohne Unterlass, ohne Ende.

Und dieser Taumel.

Dieses Gefühl, zu stürzen, die Kraftlosigkeit – wie lange noch konnte ich mich auf den Beinen halten?

Ich schwanke …

Schwanke ich?

Alles dreht sich …

Stürze ich? Stürze ich …?

Ich reichte meinem Hausarzt die Liste. Säuberlich waren alle Symptome notiert. Während er das Papier überflog, verfolgte ich jede Regung in seinem Gesicht.

»Das sind sehr unterschiedliche Beschwerden«, sagte er.

»Ja, und es sind so viele, dass ich Angst hatte, ich vergesse welche, wenn ich sie nicht aufschreibe.« Ich sprach so ruhig, als ginge es nicht um mich.

»Ich werde Sie noch einmal gründlich untersuchen. Außerdem werden wir ein Langzeit-EKG machen, und Sie bekommen ein Langzeit-Blutdruckmessgerät. Es ist so klein, dass Sie es ständig bei sich tragen können, und es fertigt ein lückenloses Protokoll Ihrer Werte.«

Der Arzt ging hinüber zu seinem Schreibtisch und blätterte in einer Akte. »Der letzte Befund des Kardiologen spricht von Extrasystolen. Extrasystolen sind zusätzliche Herzschläge außerhalb des regelmäßigen Rhythmus und harmlos.«

»Aber belasten sie das Herz nicht?«

»Nur wenn parallel eine Herzstörung bestünde, aber der Kollege konnte nichts Derartiges festellen.« Er legte die Akte auf den Tisch. »Ich überweise Sie noch einmal zu einem anderen Spezialisten.«

»Könnte es sein, dass man etwas übersehen hat?«

»Das wollte ich damit nicht sagen.«

»Ich will auch niemandem etwas unterstellen. Es ist nur … – ich meine, weil die Symptome immer wieder kommen. Trotz der negativen Befunde.« Nebenan klingelte ein Telefon.

Der Arzt zog einen Hocker heran und setzte sich. Er sah mich an, schwieg einen Moment. »Möglicherweise sind Ihre Herzprobleme nicht organisch bedingt, sondern nervöser Natur.«

»Aber ich bin kein nervöser Mensch«, antwortete ich entschieden.

»Sie sollten einen Termin mit einem Neurologen verabreden«, sagte er, stand auf, ging ein weiteres Mal zu seinem Schreibtisch und nahm aus einer Schachtel eine Visitenkarte. Ich verließ die Praxis mit Überweisungen und Telefonnummern verschiedener Spezialisten.

Der Kardiologe bestellte mich und ordnete stets weiter gehende Untersuchungen an, was mich über Wochen in Aufregung versetzte. Der Neurologe suchte nach Ursachen für das Kribbeln in meinem Füßen, kontrollierte meine Reflexe und ließ mich Gleichgewichtsübungen machen. Er ließ mich lächeln und die Stirn runzeln, hielt mir einen Finger vor die Augen und forderte mich auf, seinen Bewegungen zu folgen. Ich krümmte und streckte die Knie, zuckte mit den Schultern und legte den Finger auf meine Nase.

Am Ende kamen beide Ärzte zu dem Ergebnis: Ich war gesund.

Doch die Symptome blieben.

Ich fühlte mich wie ein Hypochonder.

Jeden Morgen, wenn mein Mann das Haus verließ, blieb eine beinahe unwirkliche Stille zurück.

Ich räumte den Frühstückstisch ab, wusch das Geschirr und badete und wickelte Mats. Ich zog ihm saubere Strampelhosen an und nahm ihn mit ins Wohnzimmer. Auf einer Decke breitete ich Spielzeug aus, eine Rassel, einen Teddy, eine Spieldose. Wenn man sie aufzog, spielte sie *Alle meine Entchen,* und jedes Mal, wenn mein Sohn die Musik hörte, verzog sich sein Gesicht zu einem seligen Lächeln. Ich sprach mit ihm, malte Laute in die Luft, lang gezogene *Aaa*s und *Ooo*s, und massierte seinen Bauch.

Doch alles, was ich tat, konnte die Stille nicht füllen.

Später fütterte ich Mats, zog ihn warm an und legte ihn in den Kinderwagen. Wir gingen spazieren. Meist kehrte ich um, bevor wir den Park erreichten. Ich erledigte die täglichen Einkäufe, doch wann immer es ging, schob ich es hinaus, in den Supermarkt zu gehen. Ich räumte auf, saugte Staub, bezog die Betten und wusch Wäsche. Ich bereitete das Abendessen und deckte den Tisch.

Bei allem, was ich tat, umschlang mich die Stille.

An manchen Tagen ertrug ich es nicht, allein zu sein. Ich rief Annika an, telefonierte mit meinen Eltern, bat sie, mich zu besuchen. Mutter kam nach der Arbeit. Vater holte uns ab, und wir gingen gemeinsam spazieren. Großmutter kam zum Kaffeetrinken, und immer häufiger setzte mein Mann Mats und mich auf dem Weg ins Büro auch bei ihr ab.

Großmutter lebte mit einer ihrer Schwestern zusammen, eine weitere Schwester wohnte im Nachbarhaus, und so verbrachten Mats und ich viel Zeit in der Gesellschaft dreier älterer Damen. Jede einzelne war entzückt von dem süßen Familienmitglied. Wir waren jederzeit willkommen, Großmutter kochte mein Leibgericht, und kein einziges Mal hatte ich das Gefühl, zu stören oder zur Last zu fallen.

Ich war sehr dankbar für die Unterstützung. Dennoch wünschte ich, mehr Zeit mit anderen Müttern und ihren Kindern verbringen zu können.

Solange ich in Gesellschaft war, ging es mir gut.

Ich war fröhlich und lachte.

Und lebte in ständiger Furcht vor dem nächsten Sturm.

Leise schlossen sich die Türen der Straßenbahn.

Im nächsten Moment kribbelten meine Füße, schoss das Blut hoch, schlug mein Herz, schneller, immer schneller.

Ich bekam keine Luft mehr.

Alles löste sich auf.

Ich löste mich auf.

Die Zeit blieb stehen.

Das Grauen dauerte ewig.

Als die Bahn endlich hielt, stieg ich aus, so langsam wie möglich. Hoffentlich hatte niemand etwas bemerkt …

Ich wartete, bis die Bahn fortgefahren war. Dann begann ich zu laufen.

Ich rannte.

Getrieben.

Ruhelos.

Je näher ich unserer Wohnung kam, desto ruhiger wurde ich.

Zu Hause brachte ich Mats ins Bett und legte mich, völlig erschöpft, aufs Sofa.

Ich ertrug es nicht mehr.

Seit ich am Morgen aufgestanden war, fühlte ich mich unwirklich. So, als gäbe es mich gar nicht. Als habe eine fremde Person, die mir nur zufällig ähnlich sah, mein Kind gebadet, meine Wohnung aufgeräumt, meine Haare gekämmt. Es war eine fast perfekte Täuschung gewesen.

In Wahrheit war ich eine Illusion.

Ich setzte mich auf.

Mein Kopf schmerzte.

Und der Schwindel schien überhaupt kein Ende mehr zu nehmen.

Und dieses ewig unruhige Herz.

Ich fühlte mich krank und wusste nicht, wie ich den Ärzten diese Krankheit erklären sollte.

Ich nahm mich zusammen. Doch je mehr ich mich anstrengte, ein normales Leben zu leben, desto schneller schien sich alles aufzulösen. Ich traute mich nicht, Bus zu fahren oder im Supermarkt Brot und Butter zu kaufen. Ich ging mit Mats spazieren und kehrte nach zweihundert Metern um, weil jeder Schritt, den ich mich von Zuhause entfernte, bedrohlich war. Was dachten die Nachbarn, die uns sahen? Und was die Fahrgäste in der Straßenbahn, wenn mein Herz laut schlug und das Rauschen in den Ohren anschwoll, sodass auch sie es unweigerlich hören mussten? Was ging in den Köpfen meines Mannes, meiner Eltern vor, wenn ich flehte, sie mögen kommen, weil ich es in meiner eigenen Wohnung nicht allein aushielt? Was empfanden meine Freunde, wenn ich Verabredungen kurzfristig absagte, weil ich mich nicht aus dem Haus wagte? Ich war immer ein absolut zuverlässiger Mensch gewesen; doch die Angst kam plötzlich, überfallartig.

Wer war ich, wenn ich als erwachsene Frau nicht in der Lage war, Bus und Bahn zu fahren, einzukaufen, Freunde zu treffen?

Wer war ich?

Als ich die Schritte meiner Mutter im Treppenhaus hörte, beruhigte sich mein Herz. Der Schwindel ließ nach, ebenso die Beklemmungen, die Unruhe schwand.

Später gingen wir mit Mats in den Park.

Am Abend kam Vater, um Mutter abzuholen. Gemeinsam warteten wir, bis Sven aus dem Büro heimkehrte, und aßen

Abendbrot. Als meine Eltern aufbrachen, stand ich am Fenster und sah ihnen nach, beobachtete, wie Vater die Beifahrertür aufschloss und Mutter ihm kurz über die Wange strich. Sie waren immer noch ein glückliches Paar.

Was, wenn sie stürben?

Auf Mutter und Vater konnte ich mich verlassen. Auch auf meinen Mann, obwohl es immer passieren konnte, dass Sven sich in eine andere Frau verliebte – wenn ich auch nicht damit rechnete. Meine Eltern würden mich niemals allein lassen. In dieser Sicherheit waren Annika und ich aufgewachsen.

Ich sah dem davonfahrenden Auto hinterher und erinnerte mich, wie ich als Kind bei den Freunden meiner Eltern angerufen hatte, kaum dass Vater und Mutter das Haus verlassen hatten. Ich muss acht oder neun Jahre alt gewesen sein. Unsere Eltern warteten stets, bis meine kleine Schwester eingeschlafen war, dann legte Mutter einen Zettel neben das Telefon im Flur und gab mir einen Kuss. Einen Moment lang umhüllte mich ihr Parfüm.

»Oma weiß Bescheid und schaut nach euch«, sagte sie. Großmutter wohnte im Nachbarhaus.

Ich nickte und ging ins Bett. Doch Minuten später stand ich am Telefon, wählte die fremde Nummer, die auf dem Zettel stand, und fragte, ob meine Eltern schon angekommen seien, ob sie gesund seien. Ich machte mir Sorgen.

So, wie jetzt.

Der bloße Gedanke, meinen Eltern könne etwas zustoßen, ließ den Schwindel wieder aufsteigen. Benommen lehnte ich an der Fensterscheibe. Das kühle Glas beschlug unter meinem Atem, die Bäume auf der Straße verschwanden im Dunst.

Mutter und Vater waren meine Wurzeln.

Was geschieht mit einem Baum, wenn man ihn von seinen Wurzeln trennt?

Er stirbt.

Draußen zwitscherten die Vögel. Nebenan hörte ich Mats selbstvergessenen Babysingsang, und im Bad rasierte sich mein Mann. Ich fühlte mich ausgelaugt, erschöpft, wie am Ende eines langen, mühevollen Marschs.

Wie sollte ich diesen Tag durchstehen?

Ich hörte in meinen Körper hinein, der reglos unter dem Laken lag. Die Arme wie an der Matratze angewachsen. Die Beine wie Senkblei. Der Rücken wund. Doch diese Schwere war nicht nur physisch.

Ich war traurig.

Und riss mich zusammen.

Ich stand auf.

Setzte einen Fuß vor den anderen. Der Weg ins Bad eine Weltreise, der Weg ins Kinderzimmer eine Erdumrundung.

Mats lächelte. Ich hob meinen Sohn aus seiner Wiege. Er wurde von Tag zu Tag größer und schwerer. Ich wickelte ihn, zog ihm ein frisches Hemd über und bürstete sein flaumweiches Haar.

In der Küche deckte Sven den Frühstückstisch. Mir graute vor der Stille, die mich verschlingen würde, sobald er die Tür hinter sich zuzog. Aus dem Radio klang Musik und Sven schenkte Kaffee ein. Ich legte Mats auf meinen Schoß und knöpfte mein Nachthemd auf. Gierig trank er, saugte und schmatzte. Sven lachte. Ich fühlte mich überfordert.

Über all dem lag ein Rauschen, ein Pochen in meinen Ohren, das nicht abriss.

Dieses Rauschen.

Dieser Schwall, der aufbrandet und alles mit sich reißt.

Dieses Pochen, dieser stete Klang im Ohr, einem Uhrwerk gleich, beständig, stoisch, wieder und wieder, ohne Unterlass, ohne Ende.

Ohne Gnade.

Dieser Körper, der sich von mir löst. Der sein Eigenleben führt, mir nie gehorcht. Dieser Körper, der unberechenbar ist, unbeherrschbar, unbezwingbar, unbesiegbar.

Dem man nicht vertrauen kann.

Dem ich nicht vertrauen darf.

Dieser Körper, der mich gefangen hält, mich quält mit all seinen Symptomen, der zu platzen, zu bersten droht, der mich durch die Hölle schießt und hinterher höhnisch lacht.

Bin das ich?

Wer bin ich?

Und wer ist dieser Körper?

Wer steuert ihn, wer lässt ihn aus allen Bahnen brechen, wer erlaubt ihm diesen Wahnsinn?

Wahnsinn.

Ja, ich wurde verrückt.

KAPITEL 3

Ich vereinbarte einen Termin bei einem Facharzt für Neurologie und Psychiatrie.

»Sie haben Angst«, sagte er, nachdem ich ihm ruhig, beinahe im Plauderton die Symptome geschildert hatte.

»Angst?«

»Ja.«

»Aber wovor soll ich denn Angst haben?«

Beinahe hätte ich gelacht. Das Einzige, wovor ich Angst hatte, waren diese ständigen Schwindelanfälle, das Herzrasen, all die verrückten Dinge, die sich in meinem Körper abspielten, ohne dass ich Einfluss darauf hatte.

»Alle Menschen haben Angst«, sagte der Arzt, stieß sich mit beiden Füßen vom Boden ab und rollte auf seinem Stuhl durch den Raum. Vor einem halbhohen Schrank bremste er ab. »Wenn auf der Straße ein Auto hupt oder wenn es in der Wohnung nach Feuer riecht, reagiert unser Körper. Er warnt uns vor möglichen Gefahren, und wir bekommen einen Schreck. Das ist eine natürliche und sehr sinnvolle Reaktion.« Er öffnete eine Schublade. Das Metall verursachte ein kühles Quietschen.

»Diese Angst nennt man exogene Angst«, fuhr er fort, »weil sie durch äußere Faktoren ausgelöst wird. Manche Menschen leiden jedoch, so wie Sie, unter einer Angststörung.

Sie fürchten sich stärker, häufiger, länger – und vor allem ist ihre Angst unangemessen. Sie tritt in Situationen auf, die gar nicht gefährlich sind. Die Patienten empfinden sie nur als bedrohlich.«

Stille füllte meinen Kopf, als wäre ich untergetaucht in einen Fluss, umgeben von Wasser. Mir war, als sprächen wir verschiedene Sprachen. Was meinte dieser Mann, wenn er *Angst* sagte? Meinten wir dasselbe?

Ich räusperte mich. »Wollen Sie sagen, all meine Symptome sind Warnsignale, die mich auf eine Gefahr hinweisen wollen, die gar nicht existiert?«

»Genau.« Der Neurologe sah mich an. Er trug ein weißes Hemd mit leicht erhabenen, braunen Knöpfen.

»Ihre Angst nennt man endogene Angst«, sagte er nach einer Weile. »Dabei liegt die Ursache nicht außen – es gibt keinen konkreten Anlass – ein Auto, das hupt, oder ein Feuer. Vielmehr entsteht endogene Angst im Innern des Patienten. Die Gründe dafür sind unklar. Aber Angststörungen können das Leben der Betroffenen sehr einschränken.«

Tausend Fragen taumelten durch meinen Kopf, es gelang mir kaum, sie in Worte zu fassen.

»Was tue ich gegen diese … Angst?« Kalt lag das Wort auf meinen Lippen. Es wirkte fremd, schien nicht zu passen. Es war immer mit etwas Konkretem verbunden gewesen, etwas *wovor* man Angst hatte. Spinnen, Hunde, Gewitter, schwarze Männer.

»Nun, ich empfehle Ihnen, sich in Therapie zu begeben.«

»In Therapie …« In meiner Stimme riss eine Saite.

»Verhaltenstherapie wird bei Angststörungen seit Jahren mit beachtlichem Erfolg angewandt. Verhaltenstherapeuten gehen davon aus, dass bestimmte Verhaltensmuster, die zu den Beschwerden geführt haben, erlernt worden sind und also auch wieder verlernt werden können.« Er beugte sich zur Seite und kramte in einer Schublade seines Schreibtischs. Papier raschelte, etwas klirrte.

»Ich arbeite selbst als Gesprächstherapeut, allerdings kann ich vorläufig keine neuen Patienten annehmen.« Er richtete sich auf und reichte mir einen Zettel. Hinter seinem Kopf, an der Wand, hing eine pastellfarbene Zeichnung. Der menschliche Körper, durchzogen von zahllosen hellroten Nervenbahnen.

Seltsam leicht, als wäre mein Körper voller Gas, verließ ich die Praxis. In der Hand hielt ich eine Liste mit Namen und Adressen mehrerer Therapeuten.

Als ich fünfzehn war, lernte ich meinen späteren Mann kennen.

Es war im Partykeller der Eltern eines Jungen, mit dem ich mich im Urlaub angefreundet hatte. Der Discjockey spielte *Abba*, und Sven lehnte an der Bar. Er trug Bundfaltenhosen und eine Strickjacke. Er sah seltsam aus, anders als die anderen, bieder. Ich würdigte ihn kaum eines Blickes. Ich interessierte mich für den Freund des Jungen, den ich im Urlaub kennen gelernt hatte.

Irgendwann sprach Sven mich an. Wir unterhielten uns. Er war nett.

Irgendwann tanzten wir.

Später fragte er, ob er mich nach Hause begleiten solle. Ich nahm das Angebot an, denn der Typ, der sich erboten hatte, meine Freundin und mich zu fahren, war mir nicht geheuer.

Am nächsten Tag, ich half Vater gerade beim Tapezieren, klingelte das Telefon. »Hier ist Sven«, sagte eine Stimme.

»Welcher Sven?«, fragte ich.

Wir verabredeten uns für den folgenden Abend, und von da an waren wir ein Paar. Als ich meine Ausbildung beendet hatte, zogen wir zusammen. Als ich dreiundzwanzig war, heirateten wir.

Die Buchhändlerin sah mich fragend an.

»Ich hätte gern ein bestimmtes Buch«, sagte ich und zog den Zettel aus meiner Tasche. »Es heißt *Agoraphobie.*« Mir gefiel der fachliche Terminus. Er verhüllte, worum es wirklich ging.

Die Buchhändlerin blätterte in einem Katalog. »Den Titel muss ich bestellen«, sagte sie. »Sie können das Buch morgen Nachmittag abholen.« Sie sah mich an, wieder fragend. Ich nickte.

Am nächsten Tag lief ich schnurstracks von der Buchhandlung nach Hause und begann zu lesen.

Agoraphobie, las ich, nennt man die Angst vor großen Plätzen, vor Weite und Offenheit. Fünf bis zehn Prozent der Bevölkerung, zumeist Frauen, leiden im Laufe ihres Lebens an Agoraphobie. Sie bekommen Angst, kaum dass sie sich einem großen Platz nähern; manchmal genügt der bloße Gedanke, um massive Symptome auszulösen.

Das klang nicht nach dem, worunter ich litt.

Ich las weiter. Von Agoraphobie spricht man auch, wenn Menschen sich vor Versammlungen, Warteschlangen, Kaufhäusern, Bahnfahrten oder Bussen fürchten. Platzangst, wie man es umgangssprachlich nennt, beginnt zunächst mit gelegentlichen Angstanfällen. Beim Verlassen des Hauses setzen Kreislaufstörungen ein, Herzbeschwerden, Schwindel, Schwäche, und zwar so unvermittelt, dass die Betroffenen es fast immer mit *wie aus heiterem Himmel* beschreiben. Anfangs treten die Angstanfälle in größeren Abständen auf; bald häufen sie sich und dauern nicht mehr Sekunden, sondern Stunden. Nun spätestens beginnt auch die so genannte *Angst vor der Angst*, die stete Furcht vor weiteren unberechenbaren Anfällen. Üblicherweise reagieren die Patienten mit Vermeidung, sie unterlassen alles, was sie fürchten und was schon einmal einen Angstanfall ausgelöst hat. Ihr Verhalten ist ihnen peinlich. Sie verheimlichen die Beschwerden und ziehen sich zurück.

Mein Herz klopfte.

Plötzlich bekamen all die unerklärlichen Dinge einen Namen. Es erregte und erleichterte mich zugleich zu lesen, dass andere Menschen unter dem gleichen Phänomen litten. Dass die vielen unerklärlichen Symptome keineswegs Zeichen einer ernsthaften physischen Krankheit waren; ich war nicht herzkrank, mein Leben nicht in Gefahr.

Mit jedem Satz, den ich weiterlas, begriff ich, dass ich dennoch an einer ernsthaften Störung litt.

Dieses Rauschen.

Mein Herz, das plötzlich hämmerthämmerthämmert.

Explodiert!

Dann dieses leichte Gefühl, diese Schwerelosigkeit.

Ich entschwebe, verlasse meinem Körper, verlasse mich.

Werde zu Gas.

Löse mich auf.

Unsere Hochzeitsreise machten wir nach Travemünde, wo einer meiner Onkel eine Wohnung am Hafen besaß. Vom Bett aus sah man die Schiffe vorüberziehen.

Sven veränderte sich von Tag zu Tag. Er wurde ruhig, wirkte häufig trübe, manchmal bedrückt. Sein draufgängerisches Wesen, sein wilder Stil, Auto zu fahren, verschwanden.

Wieder zu Hause verschlimmerten sich die Beschwerden, sodass ich meinem Mann vorschlug, einen Neurologen aufzusuchen.

Die Diagnose kam prompt und präzise: Mein Mann litt unter Depressionen.

Die folgenden Monate waren bleiern und trist.

An manchen Tagen war Sven unfähig aufzustehen, reglos lag er im Bett und starrte vor sich hin. An anderen Tagen saß er teilnahmslos auf dem Sofa, nichts interessierte ihn, er wollte niemanden sehen. Dann war er plötzlich wieder der Alte. Bis er erneut in die Düsternis glitt.

Sein Gesicht veränderte sich, sein Blick wurde leer. Er schien versunken in eine Welt, zu der ich keinen Zugang hatte. Er war nicht mehr der Mann, den ich kannte, den ich geheiratet hatte.

Er hörte auf zu arbeiten. Zu einem Zeitpunkt, an dem er beruflich dort stand, wo er immer hingewollt hatte, frisch verheiratet war und eine Familie gründen wollte; zu einem Zeitpunkt, an dem das Glück schäumte, legte sich ein Schatten auf die Seele meines Mannes.

Der Arzt gab mir Anweisungen. Gewissenhaft, wie ich bin, führte ich sie aus und ließ meinen Mann nicht aus den Augen.

Manchmal brachte ich Sven morgens zu seinen Eltern; grau vor Furcht, ihn abends nicht mehr lebend vorzufinden, fuhr ich weiter ins Büro.

Ich schämte mich für die Krankheit meines Mannes, und ich war wütend. Ich wollte ein normales Leben führen, doch nun zerrannen unsere gemeinsamen Zukunftspläne. Ich las Bücher; die meisten waren niederschmetternd. Meine Angst, in dieser Hölle verharren zu müssen, wuchs. Gleichzeitig tat Sven mir Leid, und das Mitleid tat weh. Es brannte hinter meinem Brustbein.

Eineinhalb Jahre später, als mein Mann wieder gesund war, brach ich zusammen.

Nur eine der Therapeutinnen auf der Liste des Neurologen hatte Zeit für ein Erstgespräch.

Ihre Praxis lag in einer gutbürgerlichen Gegend, in einer Straße wie eine weiß schimmernde Perlenkette, in der sich eine Jugendstilvilla an die nächste reihte. Der Türöffner summte, und ich stieß die Eingangstür auf. Ein Teppich, rot wie schwerer Wein, bedeckte die Treppenstufen, an den Wänden hingen Spiegel. Die Frau, die mir entgegenkam, war elegant gekleidet und etwa in meinem Alter.

Sie begrüßte mich und deutete mit der Hand auf eine Tür. »Bitte, treten Sie ein.«

»Danke.« Der Glanz blendete mich.

Das Zimmer, in das sie mich führte, war hell und sparsam möbliert; vermutlich handelte es sich um wertvolle Antiquitäten. Ein Teppich in dunkel leuchtenden Farben bedeckte beinahe den gesamten Boden. Und – ich atmete auf – nirgendwo stand eine Couch.

»Bitte setzen Sie sich«, sagte die fremde Frau.

»Danke.« Ich ließ mich auf einem hölzernen Stuhl nieder. Sie selbst nahm mir gegenüber in einem Sessel Platz. Sie legte die Hände in den Schoß und sah mich an.

Die Stille im Raum war unheimlich.

Ich räusperte mich. Nach einer endlosen Weile platzte ich hervor: »Ich habe Angst.«

»Angst«, wiederholte die Frau. Und schwieg.

Ich nickte.

Die Situation war unendlich peinlich.

Ich kannte niemanden, der je bei einem Therapeuten gewesen war. Therapie war etwas für Spinner, für Verrückte, für Klapsmühlenkandidaten. Doch ich war nicht verrückt, ich war einfach nur – krank.

Erneut räusperte ich mich und versuchte, die Gedanken beiseite zu wischen. Ich wollte mich nicht von Vorurteilen beeinflussen lassen. Ich hatte ein Buch über Angst gelesen, und obwohl ich unsicher war, ob eine Therapie mir helfen konnte, war ich entschlossen, mich auf dieses Unterfangen einzulassen.

Dass die Therapeutin mich weiterhin schweigend ansah, machte die Sache jedoch nicht leichter.

»Ja, ich habe Angst«, wiederholte ich. »Das sagte jedenfalls der Neurologe, der mir Ihre Adresse gab.« Die Worte hallten laut durch den kahlen Raum.

»Viele Menschen leiden unter Angst.«

Erleichtert atmete ich auf.

»Ja?«, fragte ich, neugierig und zutiefst dankbar für diesen kurzen Satz.

»Ja.«

Konnte sie nicht einfach weitersprechen? Konnte sie nicht einfach alles erzählen, was sie über das Thema wusste, und mir entsprechende Ratschläge geben? Alles, was Ähnlichkeit mit meinen eigenen Beschwerden aufwies, würde ich mir merken, zu Hause notieren und in Zukunft berücksichtigen. So, wie ein Arzt Pillen verschrieb, die man eine Weile einnahm, bis die Symptome verschwanden.

»Wann hat es denn begonnen?«

Einen Moment zögerte ich und überlegte, ob ich ihr wirklich antworten wollte. Dann nahm ich mich zusammen und begann zu erzählen.

»Angefangen hat es vor ungefähr eineinhalb Jahren. Mein Mann litt unter Depressionen, und als er wieder gesund war, war ich am Ende meiner Kräfte. In den ersten Wochen fürchtete ich ständig, dass er einen Rückfall erleiden könnte, dass seine Genesung ein Irrtum war und wir morgen wieder durch diese fürchterliche Düsternis waten würden, die alles Leben in sich verschlingt, die alles zerstört.

Ich war so erschöpft, dass ich, als ich merkte, dass der Zustand meines Mannes sich stabilisierte, darüber nachdachte, meine Arbeit aufzugeben. Manchmal litt ich über Wochen unter permanentem Schwindel und konnte kaum gerade gehen. Immer häufiger musste mein Mann mich vom Büro abholen. Ich hatte nicht einmal die Kraft, mich krankschreiben zu lassen.

Mir war alles zu viel.

Kurze Zeit später passierte es, dass ich, wenn ich unterwegs war, plötzlich aus der U-Bahn oder aus dem Bus aussteigen musste. Sobald sich die Türen schlossen, begann mein Herz zu rasen und mir wurde so schwindelig, dass ich fürchtete, ohnmächtig zu werden. Mir ist schon immer leicht schwindelig geworden, aber solche Symptome kannte ich nicht. Ich ließ mich untersuchen. Schließlich vereinbarte ich einen Termin mit dem Neurologen, der meinen Mann behandelt hatte. Er sagte, ich litte unter einer Erschöpfungsdepression. Als ich nachlas, stellte ich fest, dass sich die Symptome kaum mit meinen deckten. Also ging ich wieder zu dem Neurologen. Diesmal verschrieb er ein Antidepressivum. Ich erkundigte mich, ob es auch eine andere Methode der Behandlung gäbe. Er fragte, warum ich überhaupt käme, wenn ich doch alles besser wüsste.

Anschließend bin ich zu keinem Arzt mehr gegangen.

Monate später, als die Beschwerden unerträglich wurden, als mein Herz unrhythmisch schlug, ich mich benommen fühlte, meine Glieder kribbelten und meine Ohren über Tage hinweg rauschten, suchte ich noch einmal meinen Hausarzt auf. Er riet mir ebenfalls, mich auszuruhen. Also kündigte ich, blieb zu Hause und versuchte, mich zu erholen. Doch es gelang mir nie, abzuschalten. Die Symptome verschwanden erst, als ich im Sommer des darauf folgenden Jahres schwanger wurde. Während der gesamten Schwangerschaft hatte ich keinerlei Beschwerden. Alle freuten sich mit uns auf das Baby, mein Mann und ich waren glücklich. Endlich lief unser Leben wieder in normalen Bahnen.« Ich verstummte und starrte auf meine Hände.

Dann sah ich hoch.

Die Therapeutin schaute mich noch immer schweigend an.

»Seit dem Tag der Geburt meines Sohnes vor drei Monaten ist es schlimmer als je zuvor. Ich habe keine Ruhe mehr.

Mein ganzes Leben ist bestimmt von diesen ... Angstsymptomen.«

Mein Herz klopfte.

Hörte sie es?

»Nun«, sagte die Therapeutin und griff nach einem in Leder gebundenen Terminkalender, der auf dem Tisch lag. »Ich könnte Ihnen einen Termin im September anbieten.«

Als ich die Praxis verließ, war ich außerstande zu beurteilen, ob die Frau eine gute Therapeutin war; ich konnte nicht einmal sagen, ob ich sie sympathisch fand. Doch ich war froh, dass die regelmäßigen Therapiestunden erst im Herbst beginnen würden.

Ich wollte gesund werden.

Aber brauchte ich dazu eine Therapie?

Während der Depression meines Mannes hatte ich mir Bücher besorgt, denn ich wusste nichts über diese Krankheit. Mich mit Informationen zu versorgen, nahm mir ein bisschen von meiner Hilflosigkeit. Nun, nachdem ich meine eigene Diagnose erhalten hatte, durchstöberte ich erneut die Buchhandlungen und Büchereien. Doch Ende der Achtzigerjahre war es schwierig, Literatur zum Thema Angst zu finden. *Agoraphobie* hatte ich durchgearbeitet, doch mein Wissensdurst war noch nicht gestillt.

Eines Tages entdeckte ich zufällig ein Taschenbuch, das ein amerikanischer Arzt geschrieben hatte. Er schilderte den Fall einer fiktiven Patientin mit einer Angststörung, und ich erkannte mich, in beinahe allen Situationen, in dieser Betty wieder.

Zum Beispiel in der Szene, in der die Geburtstagsfeier ihres Mannes und Bettys Angst davor beschrieben wurde. Bettys Mann hatte vorgeschlagen, mehrere Freunde in ein Restaurant einzuladen. Für Betty brach eine Welt zusammen. Schon bei dem Gedanken packte sie Panik. Um ihren Mann nicht zu enttäuschen, sagte sie zu; er hatte sich bereits über ihr seltsames Verhalten in letzter Zeit beschwert.

Es schwindelte Betty, als sie das Restaurant betrat. Sie bekam kaum Luft und schwitzte. Der Tisch, der für sie reserviert worden war, stand vor einem Panoramafenster, man blickte weit über das Tal, sah sogar die verschneiten Berge am Horizont. *Was, wenn ich die Kontrolle verliere und aus dem Fenster springe?,* dachte Betty.

Das Menü war üppig, der Raum voll, die Luft schlecht. *Was, wenn ich ohnmächtig werde?,* dachte Betty, während sie versuchte, sich auf das Gespräch mit ihrem Sitznachbarn zu konzentrieren. *Bestimmt würde man einen Krankenwagen rufen, und alle Gäste würden mich anstarren.* Betty war so schwindelig, dass die Speisen auf dem Teller vor ihren Augen verschwammen.

Am liebsten wäre sie davongerannt.

Wie gut ich Betty verstehen, ihre Gefühle nachvollziehen konnte … Mich selbst überkam der unerklärliche Schwindel seit der Pubertät. Oft hatte ich gefürchtet, ohnmächtig zu werden, doch mehr als die drohende Ohnmacht setzte mir die Peinlichkeit einer solchen Situation zu. Ich erinnere mich noch gut an das erste Mal, als mein Schwindelgefühl in der Schule zu einem Problem wurde.

Wir schrieben gerade ein Diktat.

Mit ruhigen Bewegungen ging die Lehrerin zwischen den Tischreihen auf und ab. Zwischen den Sätzen machte sie Pausen, während deren wir schrieben und sie über unsere Köpfe hinweg aufpasste, dass niemand flüsterte oder schummelte. Irgendwann fuhr sie fort, las langsam und sehr deutlich den nächsten Satz, legte wieder eine Pause ein, sah uns zu.

Ich schrieb. Ich mochte Diktate. Ich bekam stets gute Noten.

Und plötzlich setzte dieser Schwindel ein.

Ich versuchte, der Stimme der Lehrerin zu folgen, doch sie verlor sich im Raum, verlor sich in diesem Rauschen, das durch meinen Kopf wogte.

Dann war es wieder still.

Die Lehrerin fuhr mit ihrem Text fort. Ich schrieb.

»Es fehlen Sätze in deinem Diktat«, sagte sie, als sie uns die Hefte zurückgab. »Hast du nicht aufgepasst?«

Ich wusste nicht, was ich antworten sollte. Schließlich sagte ich: »Mir war schwindelig.«

Immer wieder schickte mich meine Klassenlehrerin von diesem Zeitpunkt an nach Hause, weil mir unwohl war, und allein diese exponierte Rolle war mir zutiefst unangenehm. Alle sahen auf, wenn ich den Unterricht verließ. Stets musste mich ein Mitschüler begleiten.

Nachmittags ging es mir wieder gut.

Einige Klassenkameraden argwöhnten, ich sei eine Lügnerin. Der Kinderarzt, der mich seit meiner Geburt kannte und zu allen Vorsorgeuntersuchungen gesehen hatte, war sicher, dass es sich um pubertär bedingte Beschwerden handelte.

»Du wächst zu schnell, Kind«, sagte er und riet mir, Kaffee zu trinken. Andere Ärzte, die ich später mit meinen Eltern aufsuchte, verordneten Kreislaufmittel. Es hieß allgemein, mein Blutdruck sei zu niedrig; obwohl, wann immer er gemessen wurde, es nicht wirklich etwas an den Werten auszusetzen gab.

Als ich vierzehn Jahre alt war, empfahl ein Doktor, ich solle jeden Morgen ein Glas Sekt trinken. Mit fünfzehn fragte ein anderer, ob ich Drogen nähme; ich rauchte nicht einmal Zigaretten.

»Das ist nichts Schlimmes«, tröstete mich meine Großmutter, als ich ihr mein Leid klagte, »das hatte ich als junges Mädchen auch.«

Außerhalb meiner Familie schien mir niemand zu glauben.

Betty war es ähnlich ergangen. Ein Kardiologe hatte ihr Herz untersucht, ein Hals-Nasen-Ohrenarzt den Kloß in ihrer Kehle, an dem sie zu ersticken drohte, ein Neurologe war dem Verdacht auf multiple Sklerose nachgegangen.

Alle Ärzte kamen zu dem Ergebnis: Betty war gesund. Betty war sich unterdessen sicher, an amyotrophischer Lateralsklerose zu leiden. Sie schrieb ein Testament und machte sich Vorwürfe, ihr Leben nicht besser genutzt zu haben.

Ich verschlang das Buch.

Es war eine Offenbarung.

Der amerikanische Arzt und Autor zog allerdings eine Konsequenz, die mich erschreckte. Er empfahl, Angst medikamentös zu behandeln, ein Vorschlag, der bestach, weil er, wie in Bettys Fall, effizient zu sein schien.

Doch ich fürchtete mich vor Medikamenten, vor ihren Nebenwirkungen und – nicht zuletzt, vor einer möglichen Abhängigkeit.

»Es ist anders als sonst.«

»Mmhh.« Sven sah mich an. Ich las in seinem Gesicht, dass er mir nicht glaubte.

»Es ist wirklich anders als sonst. Mein Herz tut weh, es drückt und fühlt sich so beklommen an.«

»Das sagst du immer.«

»Mir ist, als könnte ich nicht mehr richtig atmen. Als würde mein Herz zerspringen, wenn ich tief Luft hole. Es macht mir Angst.«

»Das ist bestimmt nichts Schlimmes. Geh schlafen. Morgen früh ist alles vorbei, du wirst sehen.«

»Mit solchen Schmerzen kann ich nicht schlafen.«

»Dann bleib eben wach.« Sven legte die Zeitung zusammen und stand auf. Im Treppenhaus lachte eine Frau.

Unruhig lief ich im Zimmer auf und ab. Etwas drückte auf mein Herz, sodass es sich kaum ausdehnen konnte, presste es zusammen, als wäre es in einen Schraubstock gespannt, geknebelt, jeder Atemzug stach und schmerzte. Das Licht brannte in meinen Augen. Ich knipste den Schalter der Lampe aus. Doch im Dunkeln wirkte der Schmerz noch bedrohlicher, und so schaltete ich das Licht wieder ein. Ich hörte, wie Sven sich im Bad die Zähne putzte.

Ich wusste nicht, was ich tun sollte.

Ich bemühte mich, flach zu atmen, um mein Herz nicht zu belasten; bald wurde mir schwindelig. Ich setzte mich aufs Sofa, doch hielt ich es nicht lange aus, still zu sitzen, und sprang wieder auf. Diese merkwürdige Unruhe nahm überhand, wenn ich mich nicht bewegte.

Bald würde ich platzen.

Ich lief ins Schlafzimmer. Sven lag im Bett, und Mats hatte sich in seinen Arm gekuschelt. »Es ist wirklich anders als sonst«, beschwor ich meinen Mann. »Es ist bestimmt etwas Schlimmes.«

Sven streichelte Mats' Rücken und schwieg. Ich verließ das Schlafzimmer.

In Mats' Zimmer legte ich mich auf den Boden. Den Körper gerade ausgestreckt, versuchte ich, ruhig zu atmen, doch sobald ich Luft holte, zog sich das Herz zusammen und schmerzte auf eine Art, wie ich es noch nie erlebt hatte.

Ich stand auf und lief zurück ins Schlafzimmer.

»Sven, ich brauche einen Arzt. Ich weiß nicht, was es ist, aber ich spüre, ich bin krank!«

»Dann ruf den Notarzt.« Svens Stimme klang schlaftrunken. Er machte nicht einmal das Licht an.

Ich zog die Tür zu.

Der Schmerz wurde stärker. Jeder Atemzug schien meine Brust zu sprengen. Ich wartete noch eine Weile. Dann rief ich den Notarzt.

Als er nach langem Warten kam, war ich erschöpft. Doch kaum untersuchte er mich, spürte ich eine Besserung. Ich schämte mich. »Die Schmerzen waren wirklich schlimm«, beteuerte ich. »Ich hatte Angst, einen Herzinfarkt zu bekommen. Oder zu ersticken.«

Der Arzt zog eine kleine Flasche aus seiner Tasche. »Öffnen Sie bitte den Mund.«

Die Kälte des Sprays ließ mich zusammenzucken, ein Geschmack von Pfefferminze kribbelte auf meiner Zunge. Ich sank in die Kissen.

»Es hilft kein bisschen«, rief ich, während der Arzt ein Formular ausfüllte.

»Das ist ein gutes Zeichen.«

»Wieso?«

»Wenn das Nitrospray Ihre Beschwerden lindern würde, wäre das ein sicheres Zeichen für einen Infarkt oder Angina Pectoris.«

»Aber was habe ich dann?« Ich verschwieg, dass die Beschwerden von Minute zu Minute nachließen. Ich wollte mich nicht noch mehr blamieren.

»Eine nervöse Störung, möglicherweise. Ich verschreibe Ihnen ein Beruhigungsmittel.«

Als der Notarzt gegangen war, starrte ich auf das Rezept. Es ging mir deutlich besser. Doch ich war zu wütend, um ins Bett zu gehen; wie konnte Sven nur so zu tun, als wäre nichts, während ich Todesängste litt?

Gleichzeitig musste ich einräumen, dass mein Mann Situationen wie diese schon oft miterlebt hatte. Meist hatte er geduldig und besonnen reagiert und versucht, mich zu beruhigen. Ich konnte ihm nicht verdenken, dass er einmal die Geduld verloren hatte.

Ich las über den Teufelskreis der Angst.

Gedanken, Wahrnehmungen, physiologische Veränderungen, Körpersymptome und Angst bildeten einen Kreislauf. Sie griffen ineinander, bedingten sich gegenseitig. Kaum dachte ich: *Hier am Rosenweg habe ich schon einmal einen schweren Panikanfall bekommen*, setzte eine physiologische Veränderung ein. Meine Nebennieren gaben mehr Adrenalin ab; das Adrenalin bewirkte, dass meine Blutgefäße sich verengten und das Herz schneller schlug; nahm ich wahr, dass mein Herz hämmerte, steigerte dieses Symptom meine Angst.

Dieser Kreislauf der Angst konnte an jeder Stelle in Bewegung gesetzt werden, und wann immer dieses Zusammenspiel von ängstlichen Befürchtungen und natürlichen Abwehrreaktionen des Körpers aktiviert wurde, gipfelte es in einer Panikattacke.

Ich erinnerte mich an eine Seilbahnfahrt in den Dolomiten. Kurz nachdem Sven sich von seiner Krankheit erholt und ich gekündigt hatte, waren wir mit einem befreundeten Paar zum Skilaufen gefahren. An jenem Morgen marschierten wir, wie in den Tagen zuvor, zur Seilbahnstation. Kaum schlossen sich die Türen, spürte ich Unbehagen. Das kannte ich; ich war noch nie gern mit den Gondeln gefahren.

Doch als die Bahn anfuhr, packte mich die Angst.

Mein Herz raste.

Mein Blut schoss hoch.

Mir wurde schwindelig, meine Ohren rauschten, der Kopf dröhnte.

Alles bebte, alles wankte.

Ich wollte fliehen, wusste nicht, wohin!

Ich fürchtete, verrückt zu werden.

Ich fürchtete, zu sterben.

Sven merkte, dass etwas nicht stimmte. »Geht es dir nicht gut?«, fragte er.

»Mir ist schwindelig«, antwortete ich.

»Setz dich einen Augenblick«, sagte die Frau des befreundeten Paares.

»Das ist bestimmt der Kreislauf«, sagte der Mann.

Ich setzte mich. Sämtliche Fahrgäste starrten mich an.

Oben angekommen, war ich erschöpft. Wir hockten uns etwas abseits in den Schnee, und unsere Bekannten reichten mir ihre Thermoskanne mit heißem Lindenblütentee. Während der Nacht hatte es geschneit. Die Sonne schien, und die Piste lag da wie ein Versprechen. Schließlich schnallten wir unsere Skier an und fuhren los. Doch ich konnte den Tag nicht genießen. Die Vorstellung, etwas Ähnliches könne sich auf der Rückfahrt wiederholen, saß mir wie ein Zwang im Nacken.

Sven jagte in weiten Schwüngen die Piste hinab. Einen kurzen Augenblick lang verschwand er in der Menge. Sofort schoss mein Blut hoch, ich begann zu zittern. In der nächsten Sekunde tauchte sein roter Anorak auf; ich sah, wie mein Mann mit geschmeidigen Bewegungen ausholte und den Berg hinunterfuhr. Mein Herz fand wieder seinen gewohnten Takt. Als Sven um eine Kurve bog, setzten die Symptome augenblicklich wieder ein. Ich fühlte mich wie ein Kind, das im Gewühl eines Kaufhauses seine Mutter verloren hatte.

Es war das erste Mal, dass ich so etwas erlebte, und es machte mich ratlos. Mein Kreislauf war anfällig; doch warum spielte er verrückt, sobald ich meinen Mann einen Moment aus den Augen verlor?

Nun, Jahre später, während ich in den Büchern las, verstand ich. Svens Verschwinden hatte mir Angst gemacht.

Mein Körper hatte reagiert, mein Gehirn Befehle zur Gefahrenabwehr gegeben und die daraus resultierenden Körpersymptome hatten meine Panik noch gesteigert. Kaum hatte ich jedoch den vertrauten roten Anorak entdeckt, hatte ich mich in Sicherheit gewähnt. Die Adrenalinproduktion ließ nach, die Symptome verschwanden und die Gedanken wurden friedlich. Die Angst hatte sich aufgelöst.

Ähnlich hatte es sich mit der Seilbahnfahrt verhalten. Stundenlang hatte ich voller Grauen an die Rückfahrt gedacht und gefürchtet, einen erneuten Anfall zu erleiden. Mein Körper war in ständiger Alarmbereitschaft gewesen, allzeit bereit, zu fliehen oder zu kämpfen. Die so verursachten Symptome hatten meine Panik verstärkt.

Es war offenkundig. Einfach und von bestechender Klarheit.

Es galt, den Teufelskreis der Angst zu durchbrechen.

Dieser Schmerz im rechten Arm.
Dieses Hämmern, Stechen, Dröhnen, Pochen, Ziehen, Bohren.
Dieses Pulsieren und das Kribbeln, Kribbeln, Kribbeln.
Der Arm, der sich anfühlt wie gelähmt.
Das Gefühl, dieser Arm gehört gar nicht zu mir …

In den Medien schien das Thema Angst tabu. Eines Tages jedoch entdeckte ich einen Artikel in einer Frauenzeitschrift. Er war nur knapp eine Seite lang und so gut geschrieben, dass ich mich in nahezu allen Details wieder fand.

Fortan trug ich den Artikel immer bei mir.

Einerseits gab er mir Sicherheit. Sollte ich – und das fürchtete zu jener Zeit am meisten – in aller Öffentlichkeit ohnmächtig werden, sollte jemand mitbekommen, was während einer Panikattacke mit mir geschah, könnte ich jederzeit den Zeitungsartikel aus der Tasche ziehen. Ich könnte mich verständlich machen, könnte erklären, dass ich nicht verrückt war, keine potenzielle Psychiatriepatientin war, sondern unter Angst und Panik litt. Der Artikel würde es den Menschen erklären, ja, er war ein Beweis dafür, dass ich trotz meines seltsamen Verhaltens normal war.

Andererseits half mir der Bericht, mich zu öffnen. Unsere Bekannten wussten, dass ich gesundheitlich anfällig war. Doch niemand ahnte etwas von meiner Krankheit. Selbst in den fürchterlichsten Augenblicken war es mir gelungen, mich zu beherrschen und meine Paniksymptome zu verbergen. Nun begann ich, zunächst zögerlich, den engsten Kreis einzuweihen.

»Ich habe Angst«, sagte ich.

Keiner hatte je von Angststörungen und Panikattacken gehört. Ich zog den Zeitungsartikel hervor. Jeder, der ihn las, reagierte mitfühlend, war interessiert und verständnisvoll.

Eines der Bücher, die ich las, enthielt ein Übungsprogramm für Betroffene und Angehörige. Es war in den Siebzigerjahren an der Universitätsklinik Oxford entwickelt und später von Mitarbeitern der Universitätsklinik Hamburg übersetzt und überarbeitet worden. Es sollte Betroffenen ermöglichen, sich bewusst zu machen, wie sie ihre Angst aufrechterhielten und durch welche Strategien sie sie bewältigen konnten.

Man konnte die Übungen wahlweise allein, unter Anleitung eines Therapeuten oder in Begleitung eines vertrauten Menschen durchführen.

Ich wollte es ausprobieren.

Das Programm begann mit Fragebögen. *Wie ist eine Agoraphobie zu erkennen?,* fragten die Autoren. *Welche körperlichen Beschwerden ruft sie hervor?* Es fiel mir leicht, das zu beantworten. Wie eine Agoraphobie entstehen kann, was *Konditionierung* bedeutete, war schon schwieriger zu definieren.

Vier Antworten standen zur Auswahl: a) *die gedankliche Verbindung einer bestimmten Reaktion mit einer bestimmten Situation* oder b) *körperliche Überreaktion auf Alltagsbelastungen nach einer Krankheit* oder c) *es handelt sich um einen Lernprozess* oder d) *alle Antworten sind richtig.*

Ich überlegte, konnte mich nicht entscheiden. Schließlich kreuzte ich die vierte Antwort an, blätterte zu der Seite mit den Lösungen und stellte fest, dass ich mich geirrt hatte; Antwort a wäre richtig gewesen. Konditionierung meinte eine reflexartige, antrainierte Reaktion auf bestimmte Dinge. Eine Krankheit konnte Symptome auslösen, war jedoch nicht ihre Ursache; Angst wurde erlernt.

Ich legte den Stift beiseite und dachte nach. Ich hätte nicht sagen können, woher meine Angst rührte, wann, wo, wie ich sie erlernt haben sollte. Das Buch beschrieb detailliert Situationen und Symptome, die ich kannte; dennoch blieb es auf eine Art abstrakt und verschlossen.

Ich blätterte um, las das Kapitel *Wodurch eine Agoraphobie sich verfestigt.* Was sollte man tun, wenn ein Kind von einem bissigen Hund in Furcht versetzt wurde?, lautete eine weitere Frage: a) *das Kind in der nächsten Zeit von Hunden fern halten* oder b) *dem Kind sagen, es solle das nächste Mal tapferer sein* oder c) *dem Kind Süßigkeiten geben* oder d) *das Kind mit einem friedlichen Hund zusammenbringen.*

Spontan hätte ich die erste Antwort angekreuzt, dann bemerkte ich aber, dass sie meinem Wunsch entsprach; sinnvoller schien die letzte Antwort. Würde das Kind erleben, dass nicht jeder Hund biss, würde es sich nicht fürchten, kaum dass es einen Vierbeiner sah.

Seite für Seite arbeitete ich mich durch die Anleitung, las über Vermeidungsstrategien, den Teufelskreis der Angst und darüber, dass es notwendig war, sich dem zu stellen, was man fürchtete. Nur so ließe sich Angst überwinden.

Theoretisch gewappnet wurde ich schließlich aufgefordert, Schritt für Schritt festzulegen, was ich üben wollte.

Ich entschied mich, Bahn zu fahren.

Eines Sonntags machten mein Mann und ich uns auf den Weg.

Es war früh und noch kühl, die Straßen waren kaum befahren. Schon von weitem sah ich das Schild mit dem großen grünen *U* leuchten. Wie eine Drohung hing es in der Luft, prangte groß und gemein über unseren Köpfen, und je näher wir der U-Bahn-Station kamen, desto unruhiger wurde ich.

Als wir die Treppen hinabsteigen und ich den leicht muffigen, metallenen Geruch der Untergrundtunnel roch, begann mein Herz zu pochen. Sven nahm meine Hand; die Berührung machte mich nur nervöser. Ich verspürte ein starkes Bedürfnis, mich zu bewegen, doch traute ich mich nicht, auf dem Bahnsteig auf und ab zu gehen. Die wenigen Fahrgäste schienen mich zu mustern. Wir kauften Tickets und warteten auf die Bahn.

Mein Herz raste.

Mich schwindelte.

Als der Zug Minuten später in die Station einfuhr, war ich unfähig, mich von der Stelle zu bewegen. Meine Beine waren weich, mein Blut kochte, mein Kopf dröhnte. Fragend sah mein Mann mich an.

Ich schüttelte den Kopf.

Die Bahn fuhr ab.

Als das Geräusch des abfahrenden Zuges verklungen war, spürte ich die Stille im Tunnel; sie war unmäßig, gefräßig. Irgendwann hallten Schritte durch die Gänge. Ein Mann mit Rastalocken tanzte die Treppe herunter, ging zum Fahrplan, zündete eine Zigarette an und schnippte das Streichholz über die Fliesen.

Der Zeiger der Uhr kreiste.

Monoton.

Zügig.

Bedrohlich.

In der Ferne erklang ein Rauschen, ein Rumpeln, ein Rasen. Lichter bohrten sich aus dem Dunkel des Tunnels. Kreischend fuhr die Bahn in die Station. Sven wandte sich mir zu. Ich schüttelte den Kopf, verspürte den unbändigen Drang, zur Toilette zu gehen. Die Bahn schloss die Türen und fuhr ab.

Stille.

Nur der Zeiger der Uhr kreiste.

Und mein Körper toste.

Zehn Minuten später fuhr die nächste U-Bahn in die Station. Die wenigen Wartenden gingen auf die Waggons zu.

Ich blieb stehen.

»Wie lange wollen wir noch warten?«, fragte Sven.

Ich zuckte mit den Schultern.

Eine Frau wandte sich um. Ich erschrak. Sah sie es? Sah sie meine Panik, hörte sie mein rasendes Herz, das Pochen in den Ohren, das Rauschen des Blutes, hörte sie meinen Körper toben, wusste sie es, wusste sie, dass ich nicht Bahn fahren konnte? Was dachte sie bloß von mir, oh, was dachte diese Frau nur? Was dachten all diese Menschen, die mich hier stehen sahen, reglos und panisch?

»Komm«, sagte Sven ungeduldig.

Ich schüttelte den Kopf.

Ich schämte mich über alle Maßen. Ich war erwachsen, aber unfähig, in eine U-Bahn zu steigen. Der bloße Gedanke an die sich schließenden Türen, daran, dass ich eingeschlossen wäre und nicht mehr aus dieser Bahn herauskönnte, brachte mich fast um. Mit gummiweichen Beinen setzte ich mich auf eine Bank.

Als die nächste Bahn in die Station fuhr, sagte ich zu meinem Mann: »Lass uns gehen.«

Ich spürte seine Ungeduld.

Es war unmöglich.

KAPITEL 4

Im Herbst trat ich meine erste Therapie an.

Wieder ging ich die Straße entlang, in der sich die weißen Villen aneinander reihten. Der Türöffner summte, ich stieß die Eingangstür auf, schritt die Stufen hinauf, an teuren Möbeln vorbei. Auf dem hölzernen Stuhl nahm ich Platz.

Und wieder war die Stille im Raum unheimlich.

Ich wusste nicht, was ich sagen sollte.

Mein Kopf war leer gefegt.

»Haben Sie noch mehr Patienten, die unter Angst leiden?«, fragte ich schließlich.

»Ja.«

»Konnten Sie ihnen helfen?«

»Unterschiedlich.«

Wieder entstand eine Pause.

Die Therapeutin saß in ihrem Chefsessel, die Arme verschränkt, den Kopf leicht geneigt und blickte mich an. Warum konnte sie nicht einfach sagen: Machen Sie sich keine Sorgen, Frau Klasen, Sie werden wieder gesund. Warum musste sie so kühl sein, so distanziert? Sie wusste doch, dass ich zum ersten Mal einem Therapeuten gegenübersaß, dass ich mich nicht auskannte, sie musste doch wissen, dass Menschen in dieser Situation seltsam zumute war.

»Was geht Ihnen gerade durch den Kopf?«

Ich dachte an die vielen Fragen, die ich mir in den vergangenen Wochen notiert hatte. Fragen, auf die ich dringend eine Antwort suchte.

»Ich möchte wissen, ob Sie mir helfen können«, sagte ich. »Ich möchte wissen, ob ich gesund werde und wie lange es dauert. Was muss ich tun? Wie ist das bei den anderen Patienten – was tun die, wenn sie einen Panikanfall bekommen? Ich habe jedes Mal Angst zu sterben.«

»Sie werden nicht sterben.«

»Aber die Symptome sind fürchterlich. Ich kenne nichts, was so schrecklich ist wie eine Panikattacke. Verstehen Sie, mein Körper gerät außer Kontrolle! Sie sagen mir, ich muss nicht sterben – aber mein Körper sagt mir etwas anderes!«

»Sie werden nicht sterben.«

Konnte jemand, der so beherrscht und distanziert in seinem Stuhl saß, überhaupt verstehen, wovon ich sprach?

Ich schwieg.

»Was geht Ihnen gerade durch den Kopf?«

»Wie lange werde ich kommen müssen?«

»Das kann ich Ihnen nicht sagen. Das ist von Fall zu Fall verschieden.«

Die Bücher waren hilfreicher als die Therapeutin in meinem Bemühen, mehr über das Thema »Angststörung« zu erfahren.

Ich las, dass auch Stress den Teufelskreis der Angst in Gang setzen konnte. Geldsorgen, ein bevorstehender Umzug, der Mann, der Ärger im Büro hatte – all das ließ die allgemeine Anspannung steigen. In solchen Situationen genügte eine Kleinigkeit – ein plärrendes Radio, ein schreiendes Kind, ein aufgebrachter Nachbar, der Sturm klingelt, um sich zu beschweren –, um einen Angstanfall auszulösen.

Ähnliches hatte ich oft selbst erlebt, jedoch nicht bewusst wahrgenommen und nie verstanden.

Bekommen Menschen Angst, wirken stets drei Dinge zusammen: Körper, Geist und Verhalten. Plötzliches Herzrasen und einsetzender Schwindel lösen Gedanken aus: *Es droht Gefahr, ich muss fliehen!* Die Gedanken wiederum ziehen Verhalten nach sich: Flucht und Vermeidung. Die physischen Aspekte der Angst sind ganz natürlich; allerdings empfinden die Menschen sie unterschiedlich – manche fürchten den Nervenkitzel, andere suchen ihn und fahren Achterbahn oder springen an Gummiseilen von hohen Türmen. Das Denken kann unsere Gefühle in ganz unterschiedlicher Weise beeinflussen. Ob ich einen Ausflug ans Meer als schön empfinde, hängt davon ab, ob ich das Meer liebe oder denke: *das Wasser ist kalt und schwarz und tief, gleich werde ich ertrinken.* Fürchte ich das Meer, genügt ein Gesprächsfetzen, ein Gedankenblitz, ein einziges Bild im Fernsehen, um diese ängstlichen Gefühle wachzurufen.

Dass das Meer nicht zwingend gefährlich war, dass ich nicht ertrinken würde, wenn ich in seichtem Wasser planschte, wusste ich intellektuell; dennoch hatte ich Angst.

Ich hatte Angst, weil ich *Meer* mit *Gefahr* gleichsetzte.

Angstpatienten, so stand es in allen Büchern, verhalten sich defensiv. Sie fliehen und vermeiden. Sie glauben, schwierige Situationen nur mithilfe anderer zu überstehen. Sie suchen Schutz bei Verwandten. Sie tragen stets Handys oder Medikamente für den Notfall bei sich.

All das war mir sehr vertraut.

Das Tückischste war jedoch die so genannte *Phobophobie*. Die permanente *Angst vor der Angst* hält die allgemeine Anspannung auf hohem Niveau und macht so anfällig für das, was alle am meisten fürchten: die nächste Panikattacke.

Diesen Mechanismus kannte ich aus Schultagen.

Als die Lehrer mich immer häufiger nach Hause schickten, wachte ich an manchen Tagen bereits mit Schwindel und Befürchtungen auf: Würde ich den Schulweg bewältigen, ohne ohnmächtig zu werden? Würde ich den Unterricht durchstehen? Würde ich wieder früher nach Hause gehen müssen?

Später dehnte sich die Angst aus.

Würde ich die Ampelkreuzung am Rosenweg überqueren können, ohne eine Panikattacke zu bekommen? Würde ich mit dem Bus zu meinen Eltern fahren können, ohne einen Herzinfarkt zu erleiden? Würde ich es aushalten, in der Warteschlange an der Supermarktkasse zu stehen, ohne verrückt zu werden?

Ich war in einen Teufelskreis aus Befürchtungen und Vermeidung geraten. Alle Strategien halfen höchstens kurzfristig. Ich lebte in permanenter Anspannung und sah keinen Ausweg.

Mehrere Mütter aus dem Geburtsvorbereitungskurs hatten auf Gundas Initiative hin eine Spielgruppe gegründet. Am Telefon hatte ich vage zugesagt, doch als ich am Morgen des verabredeten Tages erwachte, fühlte ich mich außerstande, das Haus zu verlassen. Ich glaubte nicht, dass ich es schaffen würde, mich am Nachmittag mit den anderen Müttern zu treffen. Als Sven ins Büro gefahren war, wählte ich sofort mit zitternden Fingern Annikas Nummer.

»Kannst du kommen? Ich halte es allein nicht aus. Es geht mir sehr schlecht.«

Eine Dreiviertelstunde später stand meine Schwester vor der Tür.

Als sie mittags zur Arbeit musste, brachte Annika Mats und mich zu unserer Großmutter. Die drei alten Damen saßen im Wohnzimmer und spielten Canasta.

Ich fütterte und wickelte Mats und legte ihn zum Mittagsschlaf in Großmutters Bett. Draußen schien die Sonne und ich wäre gern spazieren gegangen, doch traute ich mich weder allein zu gehen noch mochte ich das Kartenspiel unterbrechen. Also kuschelte ich mich in einen Sessel und döste. Das Stechen in meiner Brust, mit dem ich am Morgen erwacht war, hatte nachgelassen. Stattdessen pochte es in meinen Ohren. Ich versuchte trotzdem, ein wenig zu schlafen.

Als ich aufwachte, war aus dem Pochen ein leises Klopfen geworden. Ich fühlte mich matt und stand auf, um Kaffee zu kochen.

Noch eine Stunde bis zu dem Treffen der Spielgruppe … Sollte ich hinfahren? Mats würde es so gut tun, mit den anderen Kindern zusammen zu sein. Nach langem Ringen beschloss ich, mit dem Taxi zu Gunda und den anderen zu fahren.

Schon während der Fahrt bereute ich den Entschluss. Der Verkehr rauschte, und jedes Mal, wenn der Taxifahrer vor einer Ampel oder in einer Warteschlange hielt, raste mein Herz. Mats zappelte hin und her und versuchte, seine Schuhe abzustreifen, seine Mütze, seine Handschuhe. Je energischer ich darauf bestand, dass er angezogen blieb, desto quengeliger wurde er. Als der Taxifahrer vor Gundas Haus hielt, verspürte ich kurz den Impuls, nach Hause zu fahren. Stattdessen bezahlte ich, nahm Mats und stieg aus.

In Gundas Wohnzimmer krabbelten, krähten, quiekten und quakten sechs kleine Kinder, von ihren Müttern lächelnd und plaudernd beobachtet. Der Raum schien vor Geräuschen und Menschen zu bersten. Mich schwindelte. Ich setzte mich. Mats deutete ungeduldig auf die Kinder und das viele Spielzeug, streckte seine Arme aus und machte sich steif, sodass ich ihm kaum die Jacke ausziehen konnte. Meine Hände zitterten. Ich bemühte mich, mir nichts anmerken zu lassen.

Ich setzte mich auf einen freien Stuhl und lehnte die Tasse Kaffee, die Gunda mir anbot, ab. Ich hatte Angst, dass dann alle das Zittern meiner Hände sehen würden. Vielleicht würde ich den Kaffee auch verschütten ... Wie peinlich.

Mats krabbelte zu den anderen Kindern und schien sich in diesem Kreis sehr wohl zu fühlen, doch ich konnte mich kaum auf der Gespräch der anderen Mütter konzentrieren. Immer wieder schaute ich auf die Uhr und wartete, dass ich mich endlich wieder verabschieden konnte, ohne unhöflich zu wirken.

Nach einer Stunde schließlich rief ich Sven an und bat ihn, uns abzuholen.

Als ich abends im Bad vor dem Spiegel stand, fühlte ich mich klein und schuldig. Warum musste ich diese seltsame Krankheit haben, die es mir unmöglich machte, einfachste Dinge zu tun? Warum musste mein Sohn drei alten Damen beim Kartenspiel zusehen, anstatt mit Gleichaltrigen über den Spielplatz zu tollen? Warum war ich unfähig, die absurden

Symptome meines Körpers zu ignorieren und meinem Kind ein normales Leben zu ermöglichen?

Warum konnte ich nicht sein wie die anderen Mütter?

»Was meinen Sie, wenn Sie *normal* sagen?« Die Therapeutin sah mich an, den Kopf leicht geneigt.

Ich überlegte kurz. »So zu sein wie alle.«

»Und die anderen – die sind alle *normal*?«

So, wie sie das Wort betonte, war die Antwort offensichtlich: was hieß schon *normal*?

Dennoch hatte ich, seit ich denken konnte, versucht, zu sein wie andere Menschen. Ich kleidete mich ordentlich, war höflich, hilfsbereit und absolut zuverlässig; so hatten meine Eltern mich erzogen. Ich machte mir Gedanken darüber, wie andere mich sahen. Dennoch – oder deswegen? – lebte ich seit frühester Jugend in dem diffusen Gefühl, anders zu sein. Nicht in Ordnung zu sein. Je häufiger mein Körper seltsame Symptome zeigte, umso stärker fühlte ich mich ausgeschlossen. Niemand fand eine Erklärung, niemand verstand mich – ich selbst verstand mich nicht.

Es war unheimlich.

In der Folge bemühte ich mich umso mehr, normal zu sein. Ich entwickelte ein hohes Maß an Selbstbeherrschung und Disziplin. Doch scheiterte ich, immer wieder, an meinem Körper, der sein unberechenbares Eigenleben führte. Ich konnte mich selbst nicht einschätzen. Ich war nicht sehr selbstbewusst; nur dank meines extrovertierten Wesens gelang es, das zu überspielen.

»Was geht Ihnen gerade durch den Kopf?« Die Stimme holte mich zurück, zurück auf den hölzernen Stuhl.

Ich schluckte.

»Meine Eltern haben mich sehr liebevoll erzogen«, sagte ich. »Sie waren nicht streng, nicht in dem Sinne, dass sie mir verboten hätten, auszugehen. Im Gegenteil, meine Eltern interessierten sich für meine Freundinnen, sie wollten sie kennen lernen, und wenn sie wussten, mit wem ich unterwegs war, durfte ich zu allen Partys. Ich kleidete mich wie meine Freundinnen, und wir hörten dieselbe Musik. Aber während meine Freundinnen über die Schule schimpften, wünschte ich mir, so wie sie am Unterricht teilnehmen zu können. Das wäre für mich *normal* gewesen.«

Die Therapeutin schwieg abwartend.

Eine Weile hing ich still meinen Gedanken nach.

»Meine Mutter und mein Vater waren auch darauf bedacht, nicht unangenehm aufzufallen. Sie ermahnten mich, leise zu sein – was sollten sonst die Nachbarn denken? Ich erinnere mich an Streitereien, weil ich als Jugendliche in meinem Zimmer Poster aufhängen wollte. Meine Mutter war strikt dagegen. Sie legte großen Wert darauf, dass die Wohnung aufgeräumt war, meist standen sogar alle Zimmertüren offen, sodass jeder Besucher sich davon überzeugen konnte, dass es bei uns ordentlich zuging. Bunte Poster störten da.«

»Dass schränkt, gerade in der Pubertät, die Entwicklung von Individualität und Eigenständigkeit ein.«

»Mmhh.« Ich wusste nicht, was ich darauf antworten sollte.

Außerdem hatten meine Eltern es gut gemeint.

Ich machte ihnen keinen Vorwurf.

Ich starrte auf meine Hände. »Meine Schwester war ganz anders. Sie scherte sich nicht um Verbote, sie war nicht lieb und artig und vorsichtig und gewissenhaft. Manchmal habe ich sie beneidet. Letztendlich habe ich meine Ziele oft erreicht, ich konnte sehr stur sein. Doch der Weg war voller Streit und Ärger. Ich musste kämpfen. Wenn ich mich durchgesetzt hatte, konnte ich mich nicht freuen. Ich hatte ein schlechtes Gewissen, denn ich spürte, dass meine Eltern mein Verhalten missbilligten.«

»Vielleicht sollten Sie versuchen, weniger darüber nachzudenken, was andere Leute gut oder schlecht finden.«

»Mmhh.«

»Seien Sie einfach mal ein bisschen *verrückt.*«

Irritiert sah ich sie an.

»Versuchen Sie es.« Die Therapeutin stand auf und reichte mir die Hand zum Abschied.

Mein Körper, still und starr. Wie tot.
Innen glitzerndes Durcheinander, Toben, Jagen.
Das Blut kocht, das Herz brüllt, und immer wieder der Schwindel.
Außen diese Stille.
Niemand bemerkt etwas.
Bin in meinem Körper gefangen.
Niemand ahnt etwas.
Bin wie ein Mensch im Koma.
Nicht wach, nicht tot.
Gefangen.

»Bist du sicher, dass du zurechtkommst?«, fragte Sven.

Ich nickte.

»Du siehst blass aus.«

»Mach dir keine Sorgen. Es geht mir gut.« Der Schwindel vom Morgen hatte sich gelegt, mein Herz schlug still und regelmäßig, und wenn ich durch meinen Körper spürte, bemerkte ich keinerlei Symptome. »Fahr allein mit Mats zu deinen Eltern. Ich werde mich ein wenig ausruhen.«

Sven zog unserem Sohn Schuhe an und eine warme Jacke. Aus der obersten Schublade der Kommode zog ich eine rote Mütze. Als mein Mann mit Mats an der Hand in der Tür stand, sah der Junge aus wie ein kleiner Weihnachtsmann.

»Grüß deine Eltern von mir. Ich rufe später noch einmal an.«

»In Ordnung«, sagte Sven und gab mir einen Kuss.

Ich ging in die Küche, kochte eine Kanne Tee. Aus dem Schlafzimmer holte ich eine Wolldecke und kuschelte mich aufs Sofa. Im Haus war es still. Es war Sonntagnachmittag.

Ich blätterte in einer Zeitschrift, doch ich konnte mich nicht konzentrieren. Meine Gedanken wanderten zu jenem Satz, den ich noch immer nicht zu deuten wusste: *Seien Sie mal ein bisschen verrückt.*

Es irritierte mich, so etwas von einer Therapeutin zu hören. Schließlich erhoffte ich mir von ihr Hilfe, um *normal* zu werden.

Allmählich ahnte ich, dass etwas hinter diesem Satz steckte, eine Aufforderung, mich von bisherigen Verhaltensweisen zu lösen. Allerdings wusste ich nicht, von welchen. Was genau sollte ich tun? Als ich die Therapeutin danach gefragt hatte, hatte sie geschwiegen. Je hartnäckiger ich insistierte, desto verschlossener wurde ihr Blick. Jedenfalls war es mir so vorgekommen.

Was an mir war verkehrt oder zumindest problematisch? Und was hatten die Gespräche, die wir führten, mit meiner Angst, den Panikattacken, dem Gefühl zu sterben zu tun? Etwas war nicht in Ordnung – doch würde es mir helfen, Gespräche mit einem Gegenüber zu führen, das mich die meiste Zeit über schweigend und mit leicht geneigtem Kopf ansah?

Wer war ich?

Die Frage tauchte so unvermittelt auf, dass ich erschrak.

Wer war ich?

Anna Klasen, siebenundzwanzig Jahre, verheiratet, Mutter eines Sohnes.

War das alles?

Ich war die Tochter meiner Eltern. War Schwester, Ehefrau.

Aber war ich in alldem nicht zu ersetzen?

Ich hatte einen kleinen Sohn, der mich brauchte. Aber würde sich eine andere Frau nicht viel besser um Mats kümmern können?

Wäre es nicht für Mats, für Sven, für Annika, für Mutter und Vater, für Großmutter, für alle besser, sie hätten eine gesunde Mutter, eine gesunde Ehefrau, eine gesunde Schwester, eine gesunde Tochter, eine gesunde Enkelin?

Niemand brauchte eine Kranke.

Ich war allen eine Last.

Ich war ersetzbar.

Aber was war dann der Sinn meines Lebens?

Die Frage stand im Raum wie ein Menetekel, und je länger ich nach einer Antwort suchte, desto aussichtsloser schien es, sie zu finden. Ich sah mich einem großen Nichts gegenüber, einer allumfassenden Sinnlosigkeit, und sie verschlang mich, ich verlor mich.

Mir wurde schwindelig.

Mit welcher Berechtigung existierte ich?

Mein Herz raste.

In dem ganzen großen Universum war ich ein kleines Licht.

Ich fror. Ich fühlte mich unendlich einsam.

Mein Blut rauschte und brodelte, ein Dröhnen füllte alle Adern, ließ sie beben und erzittern.

Eine Kälte, die alles tötete.

Dieser Taumel.

Dieses beklemmende Gefühl in meinem Kopf.

Dieser Angriff aus dem Nichts.

Eine fremde Macht übernimmt die Herrschaft!

Ich bin nicht normal …

Mit zitternden Fingern hob ich den Telefonhörer ab und wählte. Svens Mutter meldete sich, ihre Stimme klang wie gefroren. »Geht es dir gut?«, fragte sie.

»Kann ich Sven sprechen?«, fragte ich.

Auch Svens Stimme klang wie Eis, oder war es die Kälte in meinem Körper, die sich auf alle und alles übertrug?

»Kannst du nach Hause kommen. Bitte …«

»Ich bin gleich da.« Es knackte in der Leitung.

Als Sven die Tür aufschloss und ins Wohnzimmer stürzte, stand ich zitternd und bebend im Raum. Er umarmte mich, doch ich ertrug die Berührung nicht.

»Setz dich. Ich hole dir eine Wärmflasche«, sagte er.

Mats sah mich mit großen Augen an, als ich mich auf der Couch niederließ. Ich lächelte. »Komm«, sagte ich und hoffte, dass er zu klein war, um das Beben in meiner Stimme zu bemerken. Ich streckte den Arm aus, doch Mats blieb mitten im Zimmer auf dem Boden sitzen und sah mich schweigend an.

Sven kam mit einer weiteren Decke. Meine Zähne klapperten, mir war so kalt, dass die Knochen schmerzten. Mein Herz schlug panisch, meine Arme kribbelten, die Last der Welt drückte auf meine Brust, mein Atem ging flach und stoßend, der Schwindel wurde immer stärker, und diese Benommenheit … Wo war ich? Ich spürte den Raum nicht mehr um mich herum. Wo war ich, wer war ich …

Mir war, als löste ich mich auf.

Mir war, als würde ich verrückt.

Ich sagte: »Ich will ins Krankenhaus.«

»Ins Krankenhaus?« Sven starrte mich an.

»Ich möchte, dass du mich in irgendeine psychiatrische Ambulanz fährst. Ich kann nicht mehr.«

»Aber du gehörst nicht in die Psychiatrie. Du kannst normal reden, wir können uns miteinander unterhalten. Du bist nicht verrückt!«

»Bitte, Sven.«

Mein Mann strich die Haare aus seinem Gesicht, stand auf, ging in den Flur und kam mit dem Telefonbuch in der Hand zurück. »Was willst du tun, wenn sie dich dabehalten?«, fragte er.

»Ich will, dass sie mich dabehalten.«

»Nein«, rief Sven und schlug das Telefonbuch zu. »Du bist nicht verrückt.«

»Ich bin krank, und ich halte es nicht mehr aus.« Ich versuchte, gegen den Schwindel anzureden, gegen das Tosen, das Zittern, das Beben. Der Druck auf meiner Brust war mächtig, nahm mir die Luft zum Atmen.

Es sollte endlich aufhören.

»Okay«, sagte Sven schließlich und zog seine Jacke an. Mats sah immer noch aus wie ein kleiner Weihnachtsmann. Und er blickte mich immer noch an, stumm und prüfend.

»Komm«, sagte ich und nahm seine Hand.

In der Klinik mussten wir auf den Dienst habenden Arzt warten. Als er kam, bat er mich in ein schmales Zimmer, in dem nur eine Liege und ein Stuhl standen.

»Was ist Ihr Problem?«, fragte er und überflog das Formular, das ich während der Wartezeit ausgefüllt hatte.

Langsam begann ich, zu erzählen. Ruhig und beherrscht schilderte ich, was vorgefallen war. Der Druck auf meiner Brust schwand. Der Schwindel wurde lichter, und ich fror nicht mehr.

Als ich geendet hatte, sah der Arzt mich einen Moment schweigend an. Dann schüttelte er den Kopf. »Ich denke, Sie sind hier verkehrt. Sie wirken ruhig, sie reden überlegt und strukturiert – was soll ich mit Ihnen anfangen, hier, in der Psychiatrie?«

Inzwischen war ich selbst unsicher geworden, ob ich in der Klinik bleiben wollte.

»Fahren Sie nach Hause und ruhen Sie sich aus. Das scheint das Klügste zu sein.« Er stand auf, im nächsten Augenblick ertönte ein Piepen, kurz und hell. Der Arzt zog ein Telefon aus der Tasche und wählte eine Nummer. Ich wartete, bis er geendet hatte, und verabschiedete mich.

Draußen bat ich Sven, mich zu meinen Eltern zu fahren.

Mutter stand bereits am Fenster und wartete. Vater öffnete, zog mich in den Flur und bugsierte mich ins Wohnzimmer. Ich fühlte mich wie ein Vogeljunges, das aus dem Nest gefallen war und nun seine Eltern wieder gefunden hatte.

Doch bald wuchs der Druck in meiner Brust erneut. Von einer Sekunde zur nächsten begann mein Herz zu rasen, mich schwindelte. Ich bekam Schüttelfrost, und Mutter brachte Decken und eine Wärmflasche.

Ich konnte nichts halten, nichts anfassen, jede Berührung tat weh, ich zitterte am ganzen Leib. Meine Zähne klapperten, ein Geräusch wie Nägel, die auf Stein schlugen. Ich weinte. Ich schämte mich und war froh, dass mein Kind mich nicht sah.

Später, als ich ruhiger wurde, schlug Mutter vor, an die frische Luft zu gehen. »Das wird deinem Kreislauf gut tun, Kind.«

Kaum hatten wir die Straßenecke erreicht, fehlte mir jede Kraft, auch nur einen weiteren Schritt zu machen. Wieder überkam mich das Gefühl, mich zu verlieren, all die Häuser waren so groß und mächtig, die breite Straße wie ein Schlund, der mich in sich hineinziehen würde.

Der Orkus.

Das Ende der Welt.

»Ich kann nicht«, sagte ich, und ohne ein Wort nahm Mutter meinen Arm und kehrte heim mit mir.

Erleichtert sank ich aufs Sofa und ließ mich zudecken.

»Möchtest du heute bei uns übernachten?«, fragte Vater, als er eine dampfende Tasse Kamillentee auf den Tisch stellte.

Ich nickte.

»Ich richte das Bett im Arbeitszimmer her«, sagte Mutter.

Ich spürte Vaters Blick auf mir. Er behielt stets die Ruhe, doch ich wusste, dass er sich Sorgen machte.

»Ich werde doch nach Hause fahren«, sagte ich, nachdem ich den Tee getrunken hatte.

»Bist du sicher? Es macht uns wirklich nichts aus, wenn du hier schläfst.«

»Ich weiß, Papa. Aber ich denke, ich sollte zu Hause schlafen.«

»Einverstanden. Allerdings bestehe ich darauf, dich zu fahren.«

Als ich die Wohnungstür aufschloss, hörte ich, wie mein Mann Mats eine Gutenachtgeschichte vorlas. Leise schlich ich ins Schlafzimmer. Ohne den Mantel auszuziehen, setzte ich mich aufs Bett. Im Spiegel sah ich eine Frau in desolatem Zustand.

War das ich?

Ich beeilte mich, die Frage beiseite zu wischen. Ich fürchtete mich vor meinen eigenen Gedanken.

Irgendwann, ziemlich spät, schlief ich in Svens Armen ein.

Am nächsten Tag kam Mutter und fuhr mich zur Therapie. »Ich gehe einen Kaffee trinken und hole dich in einer Stunde wieder ab.«

Ich nickte.

Drinnen nahm ich auf dem hölzernen Stuhl Platz.

Blickte auf die vor der Brust verschränkten Arme.

Sah in ein Gesicht, das mich musterte, schweigend.

»Ich möchte, dass Sie mir helfen«, sagte ich nach einer Weile.

»Ich kann Ihnen nicht helfen. Niemand kann Ihnen helfen. Sie müssen sich selbst helfen.«

»Ich?«

»Sie.«

»Ich fühle mich viel zu schwach. Wie soll ausgerechnet ich mir helfen?«

Ich brauchte mehrere Monate, um zu begreifen, dass die Therapeutin Recht hatte.

Angst behandelte man nicht wie eine Schürfwunde, die der Arzt säuberte und versorgte, und nach einer Woche zog man das Pflaster ab und alles war gut.

Obwohl ich mir, wenn ich ehrlich war, genau das wünschte.

Während einer der schlimmsten Panikattacken, die ich je erlebt hatte, saß ich eines Nachmittags meinem Neurologen gegenüber, und er konnte nicht mehr tun, als zu warten, bis die Symptome verschwanden. Schockiert erkannte ich, dass kein Neurologe, kein Notarzt und keine Therapeutin die Symptome meines Körpers zu stoppen vermochte. Ich sah Fachleuten ins Gesicht – und sie waren machtlos.

Ich war wirklich die Einzige, die mir helfen konnte.

Die Erkenntnis war beunruhigend.

Die Verantwortung lag allein auf meinen Schultern.

Zeitweise nahm mir diese Einsicht alle Kraft. Ich fühlte mich überfordert. Ich zog mich zurück und las. Oft waren die Fallgeschichten, auf die ich stieß, noch schlimmer als meine, und je nachdem in welcher Verfassung ich war, steigerte das meine Angst – zeigte es doch, was mir möglicherweise noch bevorstand.

Was mich immer wieder aufrichtete, war die Tatsache, dass fast alle Geschichten mit einer Heilung endeten.

Als Kind bekam ich Mumps und Masern, Röteln und Windpocken. Jedes Mal fragte ich voller Furcht, ob ich ins Krankenhaus müsste.

»Nein, mein Kind«, beruhigte mich Mutter. »Du bleibst im Bett, und in ein paar Tagen bist du wieder gesund.«

»Ist das, was ich habe, schlimm?«

»Nein. Morgen Früh geht es dir schon besser, du wirst sehen.« Sie legte ein feuchtes Tuch auf meine Stirn, um das Fieber zu senken.

»Bist du sicher, dass ich nicht sterben werde?«, fragte ich, kaum dass Mutter das nächste Mal das Zimmer betrat.

»Aber Kind! Davon stirbt man nicht.« Sie strich über meine Wangen.

Ich hoffte inständig, Mutter würde Recht behalten.

Sicher war ich mir nie.

Nach einem halben Jahr bemerkte ich eine Veränderung.

Meine allgemeine Anspannung, die ständige Angst vor der Angst, ließ nach. Ich wusste immer mehr über diese Krankheit und ich wusste, ich war nicht allein. Nach wie vor war jede Panikattacke ein Grauen; doch ging ich anders damit um. Ich begann, die Angst zu akzeptieren. Meine Arztbesuche nahmen ab. Es kam vor, dass ich ein, zwei, manchmal drei Tage lang kaum Schwindel oder Herzrasen verspürte.

Diese Erleichterung war enorm.

Auch wenn ich der Psychologin mit Zurückhaltung begegnete, begann ich zu glauben, dass die Therapie helfen konnte, Dinge zu verändern.

»Was ist *normal*, was ist *verrückt*? Und wer definiert das?«, hatte sie mich vor wenigen Tagen gefragt.

Solche Äußerungen stießen etwas in mir an – wenn auch manchmal erst Tage später. War es normal, morgens früh aufzustehen und abends früh ins Bett zu gehen? Ich hatte nie darüber nachgedacht. Ich hatte mich angepasst.

Vielleicht musste ich die Dinge nicht immer so machen, wie ich dachte, dass andere sie von mir erwarteten.

Vielleicht konnte ich durchaus sagen: *Ich* mache es *so*.

In diesem Gedanken spürte ich ein Stück Freiheit.

Nachdem ich fast ein Jahr lang vollständig auf ein Privatleben mit Freunden verzichtet hatte, öffnete ich mich wieder. Es war ein langsamer Wandel, doch ich verlor meine Hemmungen. Niemand hatte je einen Therapeuten aufgesucht; ich gab ihnen Rechtfertigungen und Erklärungen. Geduldig beschrieb ich Freunden und Bekannten meine Angst, meine Panikattacken, erklärte, warum ich mich zurückgezogen hatte, warum ich Verabredungen mit schalen Ausreden ausgewichen war.

Ich war stolz, dass mir das gelang.

Und die Reaktionen waren überraschend.

Freundinnen erklärten, dass sie es nicht ertrugen, Fahrstuhl zu fahren. Bekannte berichteten von Phobien, Männer fürchteten sich vor Spinnen und Hunden, brachten kein Wort heraus, wenn sie eine Rede halten sollten. Frauen hatten Angst im Dunkeln oder in vollen Räumen.

Niemand litt unter einer generalisierten Angststörung wie ich, bei der sich die Angst über lange Zeit auf viele Bereiche des Lebens erstreckte. Doch die Menschen um mich herum offenbarten, dass sie ebenfalls Probleme hatten, und die meisten konnten sich in meine Situation hineinversetzen.

Ich war überrascht, wie wenige Menschen *normal* waren.

Das nahm mir mein Gefühl, falsch zu sein.

Ich war anders.

Aber nicht verrückt.

Das Herz.

Dumpf und schnell. Dröhnen breitet sich aus, füllt meine Brust, meinen ganzen Körper, ist überall.

Schwindel. Beben. Kribbeln.

Kälte und Hitze im Wechselbad.

Das Rauschen im Kopf, das den Pulsschlag übertönt, anschwillt, brandet, tost, explodiert.

Wie wird das enden?

Werde ich sterben?

Ich werde sterben!

Ich will nicht sterben.

Ich verbrachte manche Tage weitgehend ohne Beschwerden. Doch eine einzige Panikattacke genügte, um mich um Wochen zurückzuwerfen.

Wieder erwachte ich voller Angst, den Tag nicht zu überstehen, schweißgebadet und nervös. Inspizierte mit höchster Aufmerksamkeit meinen Körper, erschrak, wenn es hier zuckte oder dort zog. Vor lauter Sorge wurde mir schwindelig. Kaum bemerkte ich den Schwindel, explodierte die Angst. Es war ein Schrecken ohne Ende. Ich versuchte, Ursachen zu finden, Gründe, Auslöser, doch vergebens. Beiläufige Gesten, kleinste Erinnerungsblitze, unbewusste Gedanken – nahezu alles konnte mein Gehirn auf Gefahr programmieren.

Und das Abwehrprogramm setzte unverzüglich ein.

Total verunsichert ging ich wieder zum Arzt; möglicherweise hatte man doch eine organische Erkrankung übersehen?

Unablässig fragte ich die Therapeutin: Werde ich sterben? Werde ich verrückt werden? Werde ich mich auflösen, mich selbst verlieren? Stoisch lautete ihre Antwort: Sie werden nicht sterben. Sie werden nicht verrückt werden. Sie werden sich weder auflösen noch verlieren.

Ich wollte es glauben.

Ich konnte es nicht; die Symptome waren zu bedrohlich.

Sobald die Angst vor der Angst mich im Klammergriff hielt, schrumpfte meine Welt. Ich traute mich nicht aus dem Haus. Ich rief Sven im Büro an und bat ihn, einzukaufen. Ich ließ mir Ausreden einfallen, um Verabredungen mit Mats' Spielkameraden und deren Müttern abzusagen. Ich flüchtete zu meinen Eltern, zu meiner Schwägerin, zu Großmutter, zu Annika, oder bat sie, mich zu besuchen.

Nichts war mehr sicher.

Alle Sicherheit bröckelte, zerfiel wie mürber Zement.

Bei vielem, was ich tat, war jemand an meiner Seite, obwohl ich gern allein gewesen wäre. Allein bummeln. Allein in den Park gehen. Allein meine Wohnung aufräumen, die Fenster putzen. Und ich wäre gern allein zur Therapie gefahren.

Doch sobald ich allein war, nahm die Angst überhand.

Sobald Besuch kam, ging es mir besser.

Und ich musste mich um meinen Besuch kümmern. Ich konnte die Menschen, die freundlicherweise ihren Tagesablauf auf den Kopf stellten, um mir zu helfen, nicht sitzen lassen und derweil bügeln oder Kleiderschränke aufräumen. Ich konnte meinen Besuch nicht dafür verantwortlich machen, dass ich nicht tun konnte, was ich gern getan hätte.

Im Gegenteil, ich musste dankbar sein.

»Schau, Anna«, sagte Mutter, »wenn du das Obst ins Gemüsefach, den Joghurt ins mittlere Fach und die Butter ins Seitenfach räumst, findest du alles auf den ersten Blick.«

Ich hielt eine leere Plastiktüte in der Hand und starrte auf den Kühlschrank.

»Soll ich deine ganzen Küchenschränke mal so einräumen, dass es wirklich praktisch ist?«

Meine Mutter meinte es gut. Und ich brauchte ihre Hilfe, obwohl ich erwachsen war. Doch ich brauchte nicht in allen Bereichen meines Lebens Hilfe!

Ich rebellierte, war wütend. Doch die Einzige, gegen die ich meine Wut richten konnte, war ich selbst.

Ich wurde sehr traurig.

Das war kein Leben.

Es war ein Überleben.

Mats schlief.

Leise schloss ich die Tür und lief in die Küche. Ich zog das Bügelbrett aus dem Schrank, steckte den Stecker in die Steckdose und füllte Wasser in den Tank des Bügeleisens. Aus dem Kühlschrank zog ich ein Paket Mett und eine Tüte Tomaten für die Lasagne.

Über der Lehne des Küchenstuhls hingen die Hemden meines Mannes. Im Radio lief ein Wunschkonzert, und eine Hörerin wünschte sich *O Sole Mio* von Luciano Pavarotti. Draußen spielten die Kinder aus dem zweiten Stock Gummitwist. Die Blumen müssen noch gegossen werden, ging es mir durch den Kopf.

Ich zog das erste Hemd über das Bügelbrett und machte mich an die Arbeit. Als ich mir das zweite vornahm, klingelte das Telefon.

Ich meldete mich und hörte einen durchdringenden Schrei am anderen Ende der Leitung.

»Nikki!«, rief eine Stimme. Gundas Stimme. Noch ein Schrei. Ein Rumpeln.

»Anna? Bist du noch dran?« Gundas Stimme wälzte sich durch den Lärm.

»Ja«, antwortete ich und zog mit der freien Hand den Stecker des Bügeleisens aus der Dose. »Was ist denn bei dir los?«

»Lukas, kümmere dich bitte um deine kleine Schwester. Ich telefoniere.« Dann hörte ich, wie eine Tür geschlossen wurde.

Stille.

»Entschuldigung«, sagte Gunda. »Hier ist der Teufel los.« Ich hörte das Klicken eines Feuerzeugs und Gunda, die an einer Zigarette zog und langsam den Rauch ausblies. »Wir treffen uns am kommenden Montag bei mir zum Kaffeetrinken. Ich dachte, du hast vielleicht Lust, auch zu kommen. Wir haben uns lange nicht mehr gesehen.«

»Stimmt«, sagte ich. »Und es ist wirklich nett von dir, dass du an mich denkst. Ich werde sehen, dass ich es einrichte. Versprechen kann ich es allerdings nicht. Meine Mutter ist krank, und ich muss ihr unter die Arme greifen.«

Einen Moment herrschte Schweigen. Das Einzige, was ich hörte, war Gunda, die an ihrer Zigarette zog und Rauch in den Hörer blies.

»Stimmt etwas nicht bei dir? Letztes Mal bist du so überstürzt aufgebrochen.«

»Das tut mir Leid. Ich erinnere mich gar nicht mehr. Nimm es bitte nicht persönlich.«

»Ich dachte, ich frage mal nach.«

Jemand riss die Tür auf. Ein Schrei, durchdringend.

»Ich muss Schluss machen«, sagte Gunda.

Ich atmete auf.

»Ja«, sagte ich. »Ich danke dir für die Einladung. Ich rufe dich auf jeden Fall noch einmal an. Mach's gut.«

»Du auch.«

Ich legte auf. Mein Herz klopfte.

Wie konnte ich wissen, ob ich am Montag in der Lage sein würde, das Haus zu verlassen, Auto zu fahren und mich mit sechs Müttern und sieben Kindern zu treffen?

Ich lief zurück in die Küche und schaltete das Bügeleisen ein. Während es aufheizte, putzte ich schnell das Badezimmer.

Als die Hemden wie neu und eben erst ausgepackt auf den Bügeln hingen, warf ich einen Blick auf die Uhr. Wenn ich mich beeilte, wäre die Lasagne fertig, bevor Mats aufwachte. Ich lief ins Schlafzimmer, hängte die Hemden in den Kleiderschrank, lief in die Küche, schaltete den Herd ein und gab etwas Butter in die Pfanne. Mit der anderen Hand schob ich die Gießkanne unter den Wasserhahn. Während die Butter in der Pfanne schmolz, goss ich die Blumen auf dem Balkon. Während die Tomaten dünsteten, bereitete ich die Béchamelsoße. Im Radio wünschte sich ein Hörer den Gefangenenchor aus *Nabucco*. Ich sah auf die Uhr.

Mats wachte auf, als ich gerade die Form mit der Lasagne in den Ofen schob. Ich wischte die Hände an meiner Hose ab und eilte ins Kinderzimmer. Ich fühlte mich atemlos, leichter Schwindel packte mich. Mats stand aufrecht in seinem Bettchen, rüttelte an den Stäben und lachte.

Ich hob ihn heraus, wechselte die Windeln und zog ihm eine Hose mit dicken Flicken auf den Knien über. Mein Sohn war ein begeistertes Krabbelkind. Voller Stolz zog er sich an Stühlen und Tischbeinen hoch, stand einen Moment im Raum, taumelnd, strahlend, machte dann einen Schritt, noch einen, wankte und fiel. Was ihn eher amüsierte als frustrierte, denn er krabbelte weiter und fand bald eine neue Gelegenheit, sich aufzurichten.

Ich ließ Mats nicht mehr aus den Augen.

Nachmittags war ich müde. Ich hoffte, dass mein Mann bald käme und mit Mats in den Park ging. Ich wollte noch den Einkaufszettel für den nächsten Tag schreiben, die Überweisungen ausfüllen und die Buntwäsche aufhängen, die in der Waschmaschine lag.

Ich war krank; doch meine Aufgaben erfüllte ich.

Es gelang mir immer, eine gewisse Ordnung aufrechtzuerhalten.

Die Landschaft war weit und flach. Rote Holzhäuser, grüne Wiesen, Schafe, Kühe.

Sonst nichts.

Mats schlief in seinem Kindersitz. Seit zwei Stunden versuchte ich, mein holperndes Herz zu ignorieren. Ich hatte meinem Sohn Geschichten vorgelesen und *Teddy und der kleine Hase* gespielt, während Sven fuhr. Jeder Kilometer, den wir uns von zu Hause entfernten, war eine Qual.

Wir fuhren in die Ferien.

Früher waren Sven und ich nach Jugoslawien oder Italien gereist, im Winter nach Österreich zum Skilaufen. Nun fuhren wir zum ersten Mal seit Mats' Geburt in den Urlaub, und Dänemark war das einzige Ziel, das ich gerade noch ertragen konnte. Ich hatte Karten studiert, Entfernungen berechnet und schließlich festgestellt, dass ich innerhalb von drei Stunden wieder zu Hause sein könnte. Ich hatte über Tage die Verkehrsnachrichten verfolgt; die Wahrscheinlichkeit, dass wir in einen Stau gerieten, war gering, da keines der umliegenden Bundesländer Schulferien hatte.

Doch auszuschließen war ein Stau nie.

Die Vorstellung, in einer Autokolonne festzustecken, nicht vor und nicht zurück, nicht nach Hause, nicht in Sicherheit zu können, versetzte mich in panische Angst. Noch schlimmer war der Gedanke, dass all die Leute in den anderen Autos zusehen könnten, wenn ich eine Panikattacke bekäme.

Mein Herz rumpelte.

Ich kämpfte gegen die Gedanken, die sich in meinem Kopf türmten, ihn ausfüllten, die überquollen wie Hefe, die über den Rand einer Schüssel hinauswuchs.

»Wann sind wir da?«, fragte ich meinen Mann. Meine Stimme klang klein und mädchenhaft.

»In einer halben Stunde. Der nächste Ort heißt Tröngby, und dort geht schon die Landstraße nach Lund ab.«

In Lund bat ich Sven, zur Touristeninformation zu fahren. Eine blonde Frau mit hellblauen Augen gab mir eine Liste mit Notrufnummern, den lokalen Ärzten und dem nächsten Krankenhaus. »Wie weit ist es bis zur Klinik in Hämmerby?«, fragte ich.

»Von hier aus schaffen Sie es in einer Viertelstunde. Der Krankenwagen ist noch etwas schneller.«

Ich atmete auf.

Die Frau zog mehrere Prospekte aus einem Regal an der Wand und reichte sie mir.

Ein Naturschutzpark, das Heimatmuseum, Restaurants.

»Sie sind doch nicht gekommen, um die örtliche Klinik zu besichtigen?« Sie lächelte.

Ich genierte mich; aber sollte ich ihr erklären, dass mich die Tatsache, dass es einen Arzt und ein Krankenhaus in der Nähe gab, beruhigte? Falls ich einen Herzinfarkt bekäme. Falls ich sterben sollte.

Sollte ich ihr erzählen, dass ich Brücken baute, um mich von zu Hause entfernen zu können, sichere Punkte auf einer imaginären Landkarte: hier wohnt Oma, dort ist ein Arzt, ein Krankenhaus, da arbeitet Vater, da wohnt Annika?

Höflich nahm ich die Broschüren und bedankte mich.

Die junge Frau wünschte uns schöne Ferien.

Im Auto zeigte ich Sven die Prospekte. »Na, das sieht doch alles fantastisch aus«, sagte er. »Hier sind wir richtig. Wir werden bestimmt eine schöne Zeit verbringen.«

Die Liste mit den Notrufnummern steckte ich in meine Handtasche.

Die Sonne schien auf rote Holzhäuser, grüne Wiesen, Schafe, Kühe.

Sie neigte den Kopf und sah mich an.

Und schwieg.

Nein, dachte ich, heute gibst du nicht nach.

Und schwieg ebenfalls.

Die Stille im Raum war monströs, die Zeit endlos.

Irgendwann sagte ich: »Wissen Sie, dass es mich total verunsichert, wenn Sie mich ansehen und schweigen?«

»Ja.«

»Warum tun Sie es dann?«

»Weil es hier um Sie geht.«

Noch immer tat ich mich schwer mit der Distanz, die die Therapeutin herstellte, und mit ihrer kühlen Art.

»Was geht Ihnen denn durch den Kopf?«, fragte sie.

War das ein Einlenken? Ein Versöhnungsangebot?

Ich fühlte mich allein gelassen.

Ich versuchte, mich zu konzentrieren.

»Ich habe immer noch große Angst zu sterben.«

»Sie werden nicht sterben.«

»Woher wissen Sie das?«

»Sie werden nicht sterben. Sie werden sich nicht auflösen. Sie werden auch nicht ohnmächtig mitten auf der Straße zusammensacken.« Mit den Fingern strich sie sich eine Haarsträhne hinters Ohr.

»Aber genau davor fürchte ich mich, seit ich denken kann.«

»Wie oft sind Sie denn schon ohnmächtig geworden?«

Oft wollte ich sagen, doch dann dachte ich nach.

»Ein Mal«, sagte ich schließlich. Ein Mal war ich wirklich beinahe ohnmächtig geworden.

Ich war noch in der Ausbildung gewesen und jeden Tag mit der U-Bahn in die Innenstadt gefahren. Schon häufiger hatte mich während der Fahrt heftiger Schwindel gepackt. Manchmal war ich ausgestiegen. Doch die Symptome waren nie so stark gewesen, dass ich die Fahrt nicht fortgesetzt hätte.

An jenem Nachmittag gaben meine Beine nach. Die Bahn hielt und ich taumelte hinaus, schwankte über den Bahnsteig. Ich gelangte bis zur Treppe, wo ich mich ans Geländer klammerte und auf die Stufen sank. Mein Atem ging flach und schnell. Mein Kopf rauschte. Alle Geräusche klangen, als wären sie sehr weit entfernt.

Passanten strömten vorüber.

Niemand blieb stehen, fragte, ob ich Hilfe bräuchte.

»Guck mal, da sitzt eine Besoffene«, sagte ein junges Mädchen zu ihrer Mutter. Ihre Stimme klang unnatürlich laut.

Ich schämte mich.

Gleichzeitig wurde ich wütend. Ich sah keineswegs aus wie eine Pennerin. Und Alkohol trank ich nicht einmal zu Silvester, aus Angst, die Kontrolle zu verlieren.

Sobald ich mich einigermaßen erholt hatte, stand ich auf und stieg die Treppe hinauf. Oben fand ich eine Telefonzelle und rief Mutter an.

»Nimm ein Taxi und komm her«, sagte sie.

»Ich habe nicht genug Geld dabei.«

»Ich werde den Fahrer bezahlen.«

Als ich im Fond saß, überlief mich ein Schauer. Einerseits war ich froh, dass niemand stehen geblieben war, denn die Situation war mir peinlich gewesen. Andererseits war es eine erschütternde Erkenntnis, dass niemand sich um mich kümmerte, wenn ich Hilfe brauchte.

Während ich im Büro der Therapeutin nachdachte, fiel mir auch jener Nachmittag ein, an dem Mutter, Vater, Annika und ich vom Baden gekommen waren. Als ich in den Imbiss ging, um Würstchen und Pommes frites zu holen.

Die junge Frau, die unvermittelt zu Boden stürzte.

Vor aller Augen.

Wie furchtbar sie ausgesehen hatte.

»Es ist der Kontrollverlust, den ich so fürchte«, sagte ich.

»Was finden Sie so schlimm daran?«, fragte die Therapeutin.

»Ich habe immer gewusst, dass ich mich auf meinen Körper nicht verlassen kann. Ihm ist einfach nicht zu trauen. Er entzieht sich meiner Kontrolle, und je mehr er das tut, desto stärker versuche ich, mich zu beherrschen. Seit Jahren kämpfe ich darum, stärker zu sein als mein unzuverlässiger Körper. Vielleicht kann ich auf diese Weise doch noch Einfluss auf die Symptome ausüben.«

»Das ist sehr anstrengend.« In dem Blick, der mich traf, lag Mitgefühl.

»Das kann ich Ihnen versichern.« Eine Welle von Sympathie schwappte in mein Herz.

Als ich die Praxis verließ, hatte ich das Gefühl, einen großen Schritt weitergekommen zu sein, wenngleich ich nicht erklären konnte, worin dieser Fortschritt bestand.

Zu Beginn der Therapie hatte ich gehofft, dass die Symptome eines Tages verschwänden, doch dem war nicht so. Allerdings verlor ich langsam meine rasende Angst zu sterben, verrückt zu werden, mich zu verlieren oder aufzulösen. Die beständigen Wiederholungen der Therapeutin zeigten Wirkung.

Zweifel blieben dennoch.

An Tagen, an denen ich mich stark genug fühlte, brachte ich Mats zu meinen Schwiegereltern und fuhr Auto. Allerdings nur kurze Strecken. Nie zur Hauptverkehrszeit. Die Vorstellung, im Stau festzustecken, versetzte mich in Panik. Es war nicht das Autofahren, das mir Angst machte; es war jeder Meter, den ich mich vom meinem sicheren Zuhause entfernte.

Den Rosenweg mied ich weiterhin.

Ich wollte die Erinnerung nicht wachrufen.

Sie hätte umgehend eine Panikattacke auslösen können.

Wenn ich zu meinen Eltern fuhr, eine Entfernung von etwa zwanzig Minuten, kam ich erschöpft an. Die ganze Fahrt hindurch bemühte ich mich, keine Angst zu bekommen. Mutter holte mir ein Glas Wasser, und ich legte mich aufs Sofa, um nicht zusammenzubrechen.

Hatte ich mich erholt, tranken wir Kaffee und plauderten.

Ich entdeckte die fröhliche Anna wieder, die Anna, die gern lachte. Ganz war diese Seite nie verschwunden, doch hatte sich das Leben in permanenter Angst vor der Angst und dauernder Anspannung wie ein Tuch über die schönen Dinge des Lebens gelegt.

Manchmal sagten Bekannte kopfschüttelnd: »Kaum zu glauben, dass du krank bist.« Sie wussten nicht, wie schnell sich meine Stimmung ändern konnte, sobald ich allein war, sobald ich Schwindel spürte, irgendein leises Symptom in meinem Körper.

Ich tat viel dafür, dass sie es nicht sahen.

Ich riss mich zusammen.

Ich jammerte selten.

Auf Außenstehende wirkte es wie ein Widerspruch: Angst zu haben und dennoch fröhlich zu sein. Ich lebte mit diesem Widerspruch seit meiner Jugend.

Den Hinweis auf die Sendung hatte ich in einer Programmzeitschrift entdeckt: eine Reportage über eine Klinik, die Angstpatienten behandelte. Der Film lief am späten Nachmittag, und ich bat meinen Mann, sich um Mats zu kümmern.

Gebannt saß ich vor dem Fernsehapparat.

Es war fürchterlich.

Die Patienten unterzogen sich einer mehrwöchigen verhaltenstherapeutischen Intensivbehandlung. Sie wurden mit dem konfrontiert, was sie am meisten fürchteten.

Wer Angst vor engen Räumen hatte, wurde auf unbestimmte Zeit in eine Besenkammer gesperrt.

Wer Angst vor öffentlichen Verkehrsmitteln hatte, fuhr Bus und Bahn.

Ein Patient bekam morgens mitgeteilt, dass er mit dem Boot zu einer Insel fahren, dort allein den Tag und die Nacht verbringen und erst am darauf folgenden Tag in die Klinik zurückkehren würde.

Etwas Schlimmeres hätte ich mir nicht vorstellen können.

Was, wenn ich an der Stelle dieses Mannes wäre?

Ich würde sterben vor Angst.

Als der Patient am Ende seiner Reise aus dem Boot stieg, zeigte die Kamera sein Gesicht in Großaufnahme. Er war erschöpft und erleichtert.

Ich spürte, wie mein Herz klopfte.

Ich schauderte und war fasziniert.

Etwas an dem Strahlen des Mannes rührte mich.

Aufgeregt sah ich zu, wie Patienten wiederholt durch schmale Gittertunnel krochen. Umzukehren war unmöglich. Um sie herum stieg dichter, heißer Dampf auf. Eine Übung, die für Feuerwehrleute zur Ausbildung gehörte, sagte der Reporter. Ich verstand ihren Sinn nicht.

Diese Qual war immens.

Übermächtig.

Dieses beklemmende Gefühl.
Der Druck in der Brust.
Kälte. Hitze.
Das Rauschen im Kopf, das das Herz bald übertönt, anschwillt, brandet, tost.
Warum habe ich diesen Schwindel?
Warum rast mein Herz?
Warum kribbelt mein Bein?
Warum rauscht mein Kopf?
Wie wird das alles enden?

Die Todesangst war grausam, ihre Kraft rabiat, absolut.

Wenn mein Herz raste, zweihundert Schläge pro Minute meinen Körper erschütterten, wenn es rauschte, flirrte, kribbelte, wenn mein Körper auseinander zu bersten, ein Kollaps aller Organe, aller Funktionen drohte, wenn diese alles vernichtende Reizüberflutung über mich brandete, dann war ich dem Inferno hilflos ausgeliefert.

Ich fürchtete um mein Leben.

Um meinen Verstand.

Um mich.

In diesen Momenten wollte ich nur eines: überleben.

Dennoch fragte ich mich, ob dieses Leben lebenswert war.

Die Diskrepanz war grotesk.

Hing ich am Leben?

Hing ich an meinem Leben?

Ich nahm die kleinen, mühsamen Schritte in der Therapie wahr, die Anregungen der Therapeutin, die sich festhakten und irgendwann bewirkten, dass ich Dinge in meinem Alltag überdachte, manche meiner bisherigen Gewissheiten infrage stellte.

Doch änderte dies nichts an den Paniksymptomen.

Und nur wenig an der Angst und an der Angst vor der Angst.

An der Todesangst.

Hatte ich Todesangst, weil ich am Leben hing?

Die Gedanken kreisten durch meinen Kopf.

Ein Freund erkrankte schwer in dieser Zeit. Ich fragte ihn: »Hast du keine Angst?«

»Nein«, sagte er. »Wenn meine Zeit vorüber ist, dann gehe ich.«

Die Antwort erschreckte mich. Seine Frau, seine Töchter – waren sie ihm egal? Mich plagten Schuldgefühle, weil ich meinem Kind nicht gerecht wurde, meinem Mann nicht, meinen Eltern nicht.

Oder war es Glück, dass dieser Freund keine Fragen stellte?

War es Glück?

Lebte er ohne Angst?

Der Neurologe verschrieb ein Antidepressivum.

Das hatte er schon häufiger getan, wenn ich nach einem Rückfall in seiner Praxis saß. Ich hatte mich stets verweigert; vielleicht aus Dummheit, vielleicht aus Sturheit. Vielleicht, weil ich mir nicht auch noch diese Blöße geben wollte. Außerdem fürchtete ich mich vor Medikamenten, vor ihren unsichtbaren Wirkungen und Nebenwirkungen.

»Mit Antidepressiva hat man gute Erfolge bei Angstpatienten erzielt«, sagte der Neurologe. »Sie wirken stimmungsaufhellend, angstlösend und enthemmend. Und die modernen Präparate machen nicht abhängig.«

»Meine Therapeutin lehnt die Behandlung mit Psychopharmaka ab.«

»Oft versetzen Medikamente Patienten in einen Zustand, in dem Therapie überhaupt erst möglich wird.«

Als ich wieder in ein Loch fiel, an den kleinen, hart errungenen Erfolgen zweifelte, die so brüchig schienen, und fürchtete, niemals aus diesem Dunkel der Angst herauszukommen, löste ich das Rezept ein.

Es war ein trizyklisches Antidepressivum, jede Tablette winzig wie ein Stecknadelkopf und die Liste der Nebenwirkungen meterlang.

Schwindel.

Unruhe.

Zittern.

Übelkeit.
Magen-Darm-Beschwerden.
Harnverhaltung.
Niedriger Blutdruck.
Schwarzwerden vor Augen.
Ohnmachtsneigung.
Verwirrtheitszustände.
Eingeschränkte Libido.
Desorientierung.
Müdigkeit.
Gewichtszunahme.
Vergrößerung der Pupillen.

Ich warf die Packung in den Mülleimer.

Am nächsten Morgen zog ich sie wieder hervor. Als Mutter nachmittags kam, nahm ich die erste Tablette. Mir war, als hörte ich in meinem Körper eine Uhr ticken.

Die Wirkung ließ auf sich warten, die Nebenwirkungen nicht. Sie waren massiv: Ich wurde unruhig und zitterte, mein Kopf schmerzte, schwarze Punkte tanzten vor meinen Augen. Ich nahm zu und war so müde, dass ich bei Tisch einschlief. Meine Pupillen vergrößerten sich, im Spiegel blickte ich in das Gesicht einer Irren. Ich traute mich nicht mehr unter Menschen. Ich fürchtete, mein Kind könnte bei meinem Anblick erschrecken.

Nach zwei Wochen war mir, als veränderte sich meine gesamte Persönlichkeit. Ich lebte wie ferngesteuert, fremdbestimmt, als wäre ich nicht mehr ich selbst.

Ich warf die Tabletten in den Mülleimer.

Und unternahm dennoch einen zweiten Versuch. Diesmal hielt ich durch, und nach sechs Wochen verschwanden die meisten Nebenwirkungen. Meine Angst verschwand nicht; doch die Symptome und die Häufigkeit der Panikattacken ließen spürbar nach.

Schrittweise reduzierte ich die Dosis auf ein gerade noch wirkendes Minimum.

Im darauf folgenden Frühjahr erhielt mein Mann ein verlockendes Angebot. Seine Firma schickte ihn zu einer vierwöchigen Fortbildung nach Miami, die Familie durfte mitreisen. Flüge, ein Haus am Strand, das Kindermädchen – für alles war gesorgt.

Niemand verstand meine Panik.

Freunde gaben gute Ratschläge, rieten mir, Beruhigungstabletten zu nehmen gegen die Angst vorm Fliegen. Doch es war nicht nur der Flug. Es war vor allem dieses unvorstellbar weit entfernte Amerika.

Wo ich niemanden kannte.

Wo ich fremd war.

Wo ich keine Freunde hatte, keine Eltern.

Keine Wurzeln. Nichts Vertrautes.

Nichts.

Ich riet Sven, das Angebot anzunehmen, seine Chance zu nutzen. Die Vorstellung, vier Wochen allein zu sein, schien mir ebenfalls bedrohlich, doch getragen von der Wirkung des Antidepressivums wollte ich mich der Herausforderung stellen. Ich wollte beweisen, dass ich es allein schaffte.

Fast freute ich mich darauf.

Mats war inzwischen zwei Jahre alt, und dieser Junge, der immer das liebste Kind gewesen war, das ich mir vorstellen konnte, verwandelte sich in ein schwieriges Trotzkind. Vor Wut, seinen Willen nicht durchzusetzen, schlug er mit dem Kopf auf den Teppich, bis sich Muster auf seiner Stirn abzeichneten. Aus heiterem Himmel warf er sich auf den Boden, brüllte, kreischte, schrie und tobte, sodass Passanten stehen blieben. Die Kommentare reichten von *Dem sollte man den Hintern versohlen!* bis *Das arme Kind, wird es misshandelt?* Nach endlosen Minuten, manchmal Stunden, erlahmten Mats' Kräfte, er sank in sich zusammen und sah mich an, still, fragend. Angstvoll dachte ich manchmal daran, dass ich der geballten kindlichen Energie bald allein gegenüberstehen würde.

Am Morgen der Abreise brachte mein Schwiegervater uns zum Flughafen. Von dort fuhren wir in die Werkstatt, um unser Auto von der Reparatur abzuholen. Allein mit Mats kehrte ich nach Hause zurück, stolz und zuversichtlich.

In der Nacht rief ich Mutter an.

Stundenlang war ich rastlos in der Wohnung umhergelaufen, unruhig, mit rasendem Herzen und voller Angst. An Schlaf war nicht zu denken. Ich fühlte mich heillos überfordert.

Mutter kam.

Der Raum war kahl, das Licht hell und nüchtern.

Zwei Frauen saßen auf dem orangefarbenen Sofa, eine dritte in einem Korbstuhl. Eine Frau stand und schenkte Tee aus einer Thermoskanne ein.

Sie sahen auf, als ich eintrat.

»Guten Tag«, sagte ich, freundlich, höflich. »Ist dies die Angst-Gruppe?«

Die Frauen nickten. Die mit der Thermoskanne winkte mich herein. Ich zog meine Jacke aus. Alle sahen mich an, darum stellte ich mich vor. »Ich heiße Anna Klasen. Am Telefon sagte man mir, die Selbsthilfegruppe der Angstpatienten trifft sich jeden Dienstag, und ich könne gern kommen.«

Warum erklärte ich meine Anwesenheit?

Ich war nervös.

»Nimm Platz«, sagte eine der beiden Frauen, die auf dem Sofa saßen. Ihr Haar war kurz geschnitten, sie trug Lederhosen und einen engen Pullover. Sie wirkte hart, irgendwie. Ich setzte mich in einen Korbsessel.

»Ich heiße Conni«, sagte die Frau. »Das sind Beate, Marina und Ute.« Ute war die mit der Thermoskanne. Ich nickte und lächelte.

»Wie bist du auf unsere Gruppe gestoßen?«, fragte Beate, eine junge Frau mit heller Haut und Sommersprossen.

»Seit ich erfahren habe, dass ich unter einer Angststörung leide, lese ich alles, was mir in die Finger kommt. Fachbücher, Erfahrungsberichte, Zeitungsartikel, und wenn im Fernsehen etwas über Angst und Panik läuft, zeichne ich die Sendung auf. Ich habe schon ewig keinen Roman mehr gelesen.« Die Frauen lachten. »Aber theoretisches Wissen kann man nicht automatisch auch praktisch umsetzen.« Beate und Conni nickten. »Nach einer Selbsthilfegruppe in meiner Nähe habe ich schon länger gesucht.«

»Der Austausch mit Betroffenen ist etwas Besonderes«, sagte Conni. »Es tut gut, mit Menschen zu sprechen, die wissen, wovon du redest. Sie können dich wirklich verstehen, weil sie dein Problem kennen.«

»Deswegen bin ich gekommen.«

»Seit wann leidest du unter Angst und Panik?«, fragte Ute.

In nüchternen Worten erzählte ich meine Geschichte. Als ich geendet hatte, offenbarten sich die anderen.

Utes Beschwerden waren meinen sehr ähnlich, allerdings traten sie erst seit drei Jahren auf, seit dem Tod ihres Vaters.

Conni kannte keinen Schwindel, jedoch litt sie während ihrer Panikattacken an Durchfall, weswegen sie sich kaum aus dem Haus wagte. In Connis Familie war man überzeugt, dass die Tochter sich ihre Symptome einbildete. »Solange kein Arzt eine physische Ursache findet, ist man gesund«, sagte Conni bitter. »So denken meine Eltern eben.«

Marina nickte. Sie litt unter verschiedenen Phobien, fürchtete sich vor Spinnen, Hunden, Schlangen, Insekten, Katzen. »Solche Ängste sind für Außenstehende noch nachvollziehbar. Aber mein Vater ermahnt mich bei jeder Gelegenheit, mich nicht so anzustellen. Es ist anstrengend, wenn du nicht nur gegen die Krankheit kämpfst, sondern gleichzeitig um Akzeptanz in deiner Familie.«

Conni zündete sich eine Zigarette an. »Karin gehört auch zu unserer Gruppe«, sagte sie und blies den Rauch in die Luft.

»Aber sie leidet unter Höhenangst. Seit wir uns im vierten Stock begegnen, kommt sie kaum noch zu den Treffen.«

»Zwischenzeitlich haben wir überlegt, den Treffpunkt zu verlegen. Wir wollten uns in dem Restaurant auf der anderen Straßenseite verabreden«, sagte Marina, eine Schwarzhaarige mit üppigen Formen. »Es scheiterte an mir. Ich traue mich nicht, die Straßenseite zu wechseln.«

Beinahe hätte ich gelacht. Doch ich sah, wie peinlich Marina jedes Wort war. Ute schraubte den Deckel der Thermoskanne auf und schenkte frischen Tee ein.

Alle Frauen waren jünger als ich.

»Habt ihr Kinder?«, fragte ich. Sie verneinten. »Wenn man Angst und ein Kind hat, ist es noch schwieriger. Man kann es sich nicht leisten, auszufallen. Auch wenn es mir noch so schlecht geht – ich muss den Tag überstehen!«

Niemand sagte etwas.

Ute stellte die Thermoskanne auf den Tisch und griff nach dem Zucker.

»Kommen zu den Treffen manchmal auch Mütter?«

»Nein«, sagte Conni. »Wir sind eine kleine Gruppe.«

Mir fiel auf, dass kein einziger Mann in der Runde saß.

»Wir sind eine Frauengruppe«, sagte Conni.

»Warum? Männer leiden doch auch unter Angst.«

»Die Gründerin der Gruppe ist lesbisch.« Ich musterte Conni, fragte mich, wer die Gründerin sein mochte, und trank meinen Tee.

»Ich arbeite als Verwaltungsangestellte«, sagte Ute. »Mein Mann und ich haben vor vier Jahren ein Haus gebaut. Davon hatten wir immer geträumt. Aber obwohl wir beide gut verdienen, machte ich mir seither Sorgen ums Geld. Nachts träume ich oft, wir könnten unsere Hypothekenraten nicht mehr bezahlen, und erwache schweißgebadet. Als mein Vater starb, bekam ich akute Panik. Plötzlich traute ich mich nicht mehr, das Haus zu verlassen. Mir war, als gäbe es keinen sicheren Ort mehr auf der Welt.«

»Mein Leben hat sich verändert, als mein Sohn geboren wurde«, sagte ich. »Alltägliche Dinge waren plötzlich unmöglich. Wenn ich im Supermarkt an der Kasse stand, überkam mich eine gewaltige Angst zu sterben.«

»Das kenne ich«, sagte Ute.

Ich sah sie an, mit halb offen stehendem Mund.

Lange hatte ich auf diesen Satz gewartet.

Zum ersten Mal sprach ich mit Menschen, die wie ich unter Angst und Panik litten. Es war das Ende einer jahrelangen Traurigkeit.

Hier endlich war ich nicht mehr die, die draußen stand.

Die, die anders war.

Die Therapie endete nach drei Jahren.

Als ich zum letzten Mal das Haus betrat, die Stufen emporstieg, über den Teppich schritt, vorbei an dem Spiegel, hinein in das spärlich möblierte Zimmer, sah ich mich einen Moment lang auf dem hölzernen Stuhl sitzen – damals, während jenes allerersten Termins, noch bevor die regelmäßigen Sitzungen begonnen hatten. Ich spürte die Peinlichkeit, die beinahe jedes Kommen begleitet hatte. Wie oft hatte ich gefürchtet, auf dem Weg zur weißen Villa jemanden zu treffen, den ich kannte und der mich fragte: »Wo willst du denn hin?«

Lange hatte ich an Sinn und Notwendigkeit gezweifelt, und bis heute war eine gewisse Reserviertheit, eine Kühle im Verhältnis zwischen mir und der Therapeutin geblieben. Wäre sie nicht im vergangenen Jahr schwanger geworden – ich hätte nicht einmal gewusst, dass sie Kinder hatte.

»Was geht Ihnen durch den Kopf?«

»Ich denke, es ist gut, dass die Therapie endet.« Ich sah ihren Kopf, leicht geneigt, das blonde Haar, die geschwungenen Lippen.

Wie hatte ihre Eleganz mich befangen gemacht.

Und die Stille im Raum.

Nun schreckte sie mich zum ersten Mal nicht mehr.

Es ging mir besser als damals. Wochen, manchmal ein ganzer Monat vergingen weitgehend ohne Beschwerden. Dann wieder packte mich plötzlich Panik, und die Symptome traten auf wie eh und je. In den Tagen danach kämpfte ich gegen die Angst vor der Angst; es halfen, in kleinster Dosierung, die Antidepressiva. Doch meine Welt war größer geworden. Nur Bahn oder Bus zu fahren, vermied ich weiterhin.

Die Therapeutin hatte mich ermuntert, mehr meinen eigenen Interessen zu folgen und weniger auf die Meinungen anderer zu achten. Immer wieder hatte sie mich aufgefordert, stärker ich selbst zu sein.

Ich versuchte es, so gut ich konnte.

Am Ende der Stunde reichte mir die Therapeutin zum Abschied die Hand. »Ich wünsche Ihnen alles Gute«, sagte sie.

Ich stieg die Treppe hinunter und zog die schwere Tür zu.

KAPITEL 5

Es begann eine Zeit des leisen Arrangierens mit täglichen Beschränkungen und kleinen Freiheiten. Es gab Phasen, in denen das, was ich am meisten fürchtete – die Angst vor der Angst –, nachließ. In diesen Wochen führte ich ein leichteres Leben. Ich fuhr kleine Strecken mit dem Auto, ohne mich krampfhaft zu bemühen, bloß keine Angst zu bekommen, traf enge Freunde, die es mir nicht übel nahmen, wenn ich im letzten Moment doch absagte, was den Druck linderte und die Furcht, mich zu blamieren.

Ich freute mich über jeden Tag, der eine Verbesserung brachte.

Irgendwann packte mich wieder Panik. Doch war es erträglicher, gelegentlich panisch zu werden, als in ständiger Angst vor der Angst zu leben.

Eine Freundin litt an Muskelschwund.

Cornelia hatte einen Schwerbeschädigtenausweis und einen Behindertenparkplatz vor der Haustür, ihre Bewegungsfreiheit war eingeschränkt und die Prognose des Arztes pessimistisch. Dennoch glaubte sie fest daran, eines Tages wieder gesund zu werden.

Ich bewunderte Cornelias Glauben.

Ich hatte nie einen starken Glauben gehabt.

In der Buchhandlung entdeckte ich Bücher, die sich nicht unmittelbar mit Angst und Panik beschäftigten, sondern mit der Macht des positiven Denkens und mit Selbstheilung. Früher hatte ich alles, was nicht rational zu erklären war, stets für Humbug gehalten.

Nun begann ich, mich dafür zu interessieren.

Selbstheilung, las ich, resultierte aus einer ganzheitlichen Harmonie von Körper, Geist und Seele. Unsere Gedanken und Gefühle beeinflussen unsere Gesundheit, Menschen können allein mittels ihrer Vorstellungskraft wieder gesund werden. Krebspatienten, die trotz schlechtester Prognosen über Jahre, manchmal Jahrzehnte weiterlebten, rückten ihre *Gesundheit*, nicht ihre Krankheit in den Mittelpunkt. Sie bemühten sich, die persönlichen Gesundheitsquellen, ihre so genannten inneren Heiler, zu erkennen und zu nutzen. In der Wissenschaft etablierte sich die Erkenntnis, dass ein – wenn auch nur ansatzweise erforschter – Zusammenhang zwischen Psyche, Nervensystem und der körpereigenen Immunabwehr bestand, die über Botenstoffe – Hormone oder Transmitter – miteinander kommunizierten.

Während ich las, tauchte ein Satz der Therapeutin in meiner Erinnerung auf: *Niemand kann Ihnen helfen*, hatte sie gesagt, *Sie müssen sich selbst helfen.* Die zentrale Frage war: Wie ließen sich die positiven Kräfte, die das Zusammenspiel von Körper, Geist und Seele beeinflussten, wecken und aktivieren?

Die Methoden, entdeckte ich, waren vielfältig: Hobbys konnten die Immunabwehr stärken, Entspannung und Erholung halfen. Positives Denken und die Nutzung des Unbewussten waren Techniken, ebenso Heileurythmie, Atemtherapie oder Visualisierung.

Eines Tages probierte ich es aus.

Ich folgte einer Anleitung, die ich in einem Buch über Autosuggestion fand, und stellte mich im Schlafzimmer neben das Bett. Beide Füße fest am Boden, die Arme locker zu beiden Seiten des Körpers hängend, versuchte ich, so entspannt wie möglich zu sein. Als ich den entscheidenden Satz aussprach, bemühte ich mich, sicher und überzeugt zu klingen.

Ich sagte: »Anna, du bist gesund und stark.«

Eine leise Stimme antwortete: »Stimmt doch gar nicht.«

Ich musste lachen.

Es funktionierte nicht. Selbst wenn ich es mir hundertmal sagte, ich würde es nicht glauben. Ich wusste es besser.

Dennoch gaben mir diese Bücher Kraft.

Sie weckten Hoffnung.

Am meisten beeindruckten mich Berichte über Spontanheilung. Ich las von einer Patientin, die eines Morgens erwachte und fortan nie mehr unter Angst litt. Das schien unrealistisch; dennoch hielt ich es nicht für ausgeschlossen. Ich glaubte, dass es möglich war, sich Kraft seines Glaubens selbst zu heilen. Mich schloss ich allerdings aus; vor allem, wenn es mir schlecht ging, war mein Glaube zu erschüttern.

Dennoch war ich überzeugt, auf Alternativen gestoßen zu sein. Beim Neurologen lernte ich autogenes Training – was allerdings dazu führte, dass ich mich so sehr entspannte, dass ich Angst bekam, die Kontrolle zu verlieren, was wiederum einen Panikanfall auslöste.

Ich beließ es dabei und interessierte mich für Meditation. Ich belegte einen Kursus in progressiver Muskelentspannung, einem einfachen Verfahren, die Muskulatur schnell und effektiv zu lockern, das, sofern man regelmäßig trainierte,

Unruhe und Erregungszustände milderte. Fortan lag ich täglich im Wohnzimmer auf dem Teppich, spannte nacheinander Finger, Hände, Arme, Schultern, Gesicht, Rücken, Bauch und Beine an, hielt die Spannung sekundenlang, um mich anschließend umso bewusster zu entspannen.

Ich ging zum Heilpraktiker und ließ mich akupunktieren, entdeckte Farbtherapie, Edelsteintherapie und Bioresonanztherapie, lernte homöopathische Mittel kennen und Bachblüten. Ich beschloss, alles zu erproben, um mir selbst zu helfen und ein entspannteres Leben zu führen.

Irgendwann versuchte ich, Bus zu fahren.

Öffentliche Verkehrsmittel zu benutzen war etwas, was sich notfalls umgehen ließ; doch ich fand, als erwachsene Frau sollte ich in der Lage sein, Bus und Bahn zu fahren.

Täglich fuhr ich eine bestimmte Strecke.

Es war grauenvoll.

Mats, inzwischen dreieinhalb Jahre alt, liebte Autobusse. »Warum fahren wir immer nur eine Station, Mama?«, fragte er, wenn ich, kaum dass der Bus anfuhr, den roten Knopf drückte.

Ich wusste nicht, was ich antworten sollte.

Ohnehin fuhr ich die kurze Strecke nur, weil die Straße geradeaus verlief und ich den Verkehr stets im Auge hatte. Hätte ich einen Stau entdeckt, ich wäre auf dem Absatz umgekehrt.

Mit weichen Knien stieg ich jedes Mal in den Bus.

Schlossen die Türen, wurde mir schwindelig.

Jeder Halt an einer Ampel ließ mein Herz rasen.

Bei jeder Bremsung schwitzte ich.

Meine Ohren rauschten.

Mein ganzer Körper brannte.

Ich durchlitt Todesängste.

Eines Tages nahm ich mir vor, eine Station in die entgegengesetzte Richtung zu fahren. Doch als wir die Haltestelle erreichten, verließ mich der Mut.

»Komm, Mats«, sagte ich. Wir überquerten die Straße und stiegen an der gewohnten Station ein.

Die Türen schlossen sich.

Schwindel. Herzrasen. Angst.

Voller Panik drückte ich den Halteknopf.

Beim Aussteigen schien die Welt zu schwanken.

Nach einigen Wochen beendete ich den Selbstversuch.

Dienstags und donnerstags ging Mats in den Kindergarten.

Die Einrichtung lag nur einen Häuserblock entfernt. Trotzdem war ich nie sicher, ob ich meinen Sohn am nächsten Morgen würde hinbringen können. Ich feilschte: ging es mir beim Aufwachen schlecht, aber nicht sehr schlecht, stand ich auf und machte mich auf den Weg. Denn ging es mir heute schlecht, würde es morgen und übermorgen womöglich noch schlimmer sein. Bat ich heute niemanden um Hilfe, könnte ich es dann leichter tun.

Mit klopfendem Herzen betrat ich das rote Backsteingebäude. Drinnen war der Flur voller Kinder und Mütter, Mats begrüßte seine Freunde, stellte mich hier und dort vor, zeigte Bilder, die er gemalt hatte. Ich versuchte, den Schwindel und das Herzklopfen zu ignorieren; meine Anspannung verschlimmerte die Beschwerden nur. Am liebsten hätte ich Mats den Anorak aus- und die Hausschuhe angezogen und wäre verschwunden. Ich fürchtete mich vor den anderen Müttern, den vielen, die so perfekt waren, die funktionierten. Wäre nur mein Körper krank gewesen, ich hätte mich weniger geschämt. So fühlte ich mich, als hätte ich ein besonders verabscheuenswertes Verbrechen begangen.

Dabei hätte ich mich gern unterhalten.

Eigentlich bin ich ein geselliger Mensch.

Manche Vormittage verharrte ich in Angst, Mats nicht wieder abholen zu können. Wochen vergingen, in denen meine Mutter in ständiger Rufbereitschaft lebte. Schaffte ich es nicht, fuhr sie in der Mittagspause vom Büro zum Kindergarten, brachte Mats nach Hause und beeilte sich, rechtzeitig ins Büro zurückzukehren.

Ich organisierte unser Leben von Tag zu Tag. Manchmal genügte es zu wissen, wen ich im Notfall anrufen konnte. Manchmal vergaß ich auch, Mutter zu sagen, dass es mir besser ging und ich Mats selbst abholen würde. Sie ärgerte sich, wenn sie sich umsonst abhetzte, und mein ohnehin schon schlechtes Gewissen drückte mich vollends zu Boden.

Mein Kind schien von alldem wenig zu bemerken. Ich liebte Mats, umsorgte ihn und gab mir große Mühe, trotz der Einschränkungen so viel wie möglich mit ihm zu unternehmen. Doch häufig waren es sein Vater, seine Großeltern, seine Tanten und Onkel, die mit ihm auf den Spielplatz gingen, ihn zu Kindergeburtstagen begleiteten, mit ihm Karussell fuhren oder mit dem Bus zum Badeteich.

Wurde mein Sohn zu einem Geburtstag eingeladen, einem Ausflug ins Kindertheater oder in den Zoo, telefonierte ich durch die Familie. Wer konnte kurzfristig einspringen, falls ich mich an jenem Tag nicht aus dem Haus wagte? Der

Aufwand war hoch, und ich hasste es, Menschen zu bitten und zu belästigen. Doch Kindergeburtstage waren wichtige Ereignisse in Mats' Leben, ich wollte ihm diese Freude auf keinen Fall verderben.

Meine Schuldgefühle waren groß.

Ich wünschte mir ein physisches Gebrechen, etwas, was man sehen und erklären konnte. »Mama hat ein kaputtes Bein, sie kann nicht gehen« – das hätte mein Kind verstanden.

Hätte ich gesagt »Mama hat Angst, Bus zu fahren«, hätte Mats gefragt: »Warum?«

Wie hätte ich es ihm begreiflich machen können, ohne dass er selbst Angst bekäme?

Wie erklärte man Kindern Panik?

Ich riss mich zusammen.

Spielte die Beschwerden herunter.

Fast nie sah mein Sohn mich weinen.

Seit Mats' Geburt hatte ich kein Konzert mehr besucht. Mir graute davor, ein Theater, ein Museum oder eine Konzerthalle zu betreten.

Nun hatten Kollegen meines Mannes uns zwei Karten fürs Musical geschenkt. Schon am Vortag fühlte ich mich zerschlagen, schwer und müde. Auch das Antidepressivum zeigte kaum Wirkung. Ich fürchtete, einen Rückfall zu erleiden, einen Nervenzusammenbruch, und weit hinter den Punkt zurückzufallen, zu dem ich mich vorgearbeitet hatte.

Am Morgen der Aufführung raste mein Herz.

Meine Beine waren schwach. Würden sie mich tragen?

Mein Kopf, so heiß, so rot, Schweiß überall, Ströme von Schweiß, mein Atem so flach, so gestört.

Kontrollieren!

Ich muss meine Atmung kontrollieren, muss, muss, sonst hört mein Körper auf zu atmen, hört auf, stirbt! Muss atmen, nicht so schnell, nicht so oft, nicht zu selten, nicht zu flach, nicht so tief.

Atme richtig!

Atme!

Anna, kontrolliere, verdammt, deine Atmung!

Sonst geschieht etwas ganz Schlimmes!

Dann bricht es über dich herein. Dunkel. Groß. Mächtig.

Der Tod.

Ich hörte Svens Stimme. »Es ist gut. Nichts wird geschehen. Du musst keine Angst haben.«

Erschöpft sank ich aufs Sofa.

Am Abend fühlte ich mich krank. Es war nicht das Stück, es war nicht der Saal, es waren nicht die vielen Menschen. Es war die Angst, aufzufallen.

Mich vor den Kollegen meines Mannes zu blamieren.

Und damit auch ihn.

»Es würde mir nichts ausmachen«, sagte Sven. Ich glaubte ihm, doch es änderte nichts. Am liebsten hätte ich abgesagt; ich tat es nicht, weil auch das mir peinlich war. Stattdessen riss ich mich zusammen.

Den ersten Akt überstand ich.

Das Musical gefiel mir sogar.

Als das Licht im Saal anging und die Besucher sich erhoben, sich durch die Flure und über die Treppen hinunter ins Foyer schoben, spürte ich leisen Schwindel. Er ließ nach, als ich abseits eine Nische fand und mich setzte.

Während des zweiten Aktes wurde mir schwindelig.

Übel.

Ein Kloß saß in meinem Hals, schnürte ihn zu.

Ich erstickte!

Luft!!

Wie komme ich raus?

Nein, du bleibst hier!

Ich kämpfte gegen die Angst, hoffte, dass niemand etwas bemerkte. Ich war wütend auf mich. Ich wollte mich auf das Stück konzentrieren.

Doch dieser Schwindel.

Diese Atemnot, das Gefühl zu ersticken!

Wie komme ich raus!?

Nein, du bleibst!!

Ich war wütend, denn es geschah, was ich befürchtet hatte: ich hatte die Macht der Gedanken nicht bezwingen können, eine sich selbst erfüllende Prophezeiung.

Irgendwann begann das Publikum zu klatschen.

Geschafft.

Das Musical war vorbei.

Ich hatte den Abend nicht genossen.

»Diesmal ist es anders. Es zieht und reißt.«

»Das EKG zeigt keine Auffälligkeiten«, sagte der Neurologe.

»Aber die Herzschmerzen sind anders als sonst. Es ist, als würde ich einen Infarkt bekommen.«

»Ihr Herz ist völlig in Ordnung.« Sein Ton klang ruhig und sachlich. Auch die Mimik des Arztes zeigte keine Anzeichen von Ungeduld. Doch war mir, als erreichte ich ihn nicht, als drängen meine Worte nicht wirklich in sein Gehör, als stießen sie nicht auf die Aufmerksamkeit, die ich erwartete.

»Nehmen Sie mich möglicherweise nicht mehr ernst?«, fragte ich kleinlaut.

»Ich nehme meine Patienten immer ernst. Aber das Elektrokardiogramm zeigt eindeutig: Sie sind gesund.«

Ich stand auf, zog mich an.

Seit sechs Wochen litt ich unter Herzrhythmusstörungen. Meine Brust schmerzte und fühlte sich an, als habe man mich in einen Schraubstock gezwängt. Ab und zu überfiel mich starker Schwindel. Das Ohrensausen riss nicht ab. Eine alte Furcht quälte mich: Womöglich hatten die Ärzte etwas übersehen?

Ich fürchtete, an multipler Sklerose zu leiden.

Oder an einem lebensgefährlichen Herzfehler.

Die letzte Untersuchung lag nur Tage zurück. Doch eine Diagnose, die Beschwerden nicht erklärte, beruhigte nicht. Es war anzunehmen, dass die Ärzte, die ich aufsuchte, abstumpften. Zu lange lag ich ihnen bereits in den Ohren.

Was tat ich bloß, wenn es ernst war und mir niemand mehr glaubte?

Von Mal zu Mal wurde der Kreis kleiner, bis sich die Selbsthilfegruppe, ein paar Monate nach meinem ersten Besuch, auflöste. Zuletzt erklärte Conni, sie könne nicht mehr kommen, da sie seit kurzem Panik bekäme, sobald sie unter Brücken hindurchfuhr. Ich hatte es bedauert, dass keine der Frauen Mutter war, denn ich hätte gern gehört, wie andere es hinbekamen, ihren Kindern trotz Krankheit ein normales Leben zu bieten. Im Büro der Selbsthilfeeinrichtung nannte man mir zwei Telefonnummern von anderen Betroffenen.

Eines Abends rief ich die erste Frau an.

»Ich leide unter einer generalisierten Angststörung und habe meine Wohnung seit zwanzig Jahren nicht verlassen«, erzählte sie. »Meine Mutter hilft mir, wo sie kann. Vor drei Jahren hat sie ihre Arbeit aufgegeben und ist zu mir gezogen.«

Auf ein solches Schicksal war ich nicht vorbereitet gewesen. Ich spürte, wie seine Schwere an mir zog, als steckte ich in einem Moor, Gewichte an beiden Beinen, und je heftiger ich mich sträubte, desto sicherer wusste ich, ich würde versinken.

Das zweite Gespräch verlief ähnlich.

Beide Male bereute ich, dass ich angerufen hatte. Ich fühlte mich heillos überfordert.

Niemand kann Ihnen helfen – Sie müssen sich selbst helfen. Erneut tauchte dieser Satz aus meinem Gedächtnis auf. Beide Angstpatientinnen hatten sich Netze geschaffen: jemand kaufte ein, jemand passte auf, jemand kümmerte sich. Stets waren Helfer zur Stelle, das tägliche Überleben war bestens organisiert. Auch ich beanspruchte die Hilfe anderer, wenngleich mit schlechtem Gewissen und ständigen Schuldgefühlen; an manchen Tagen blieb gar keine andere Wahl. Doch das Netz, das jede der Frauen für sich geschaffen hatte, bewirkte, dass alles blieb, wie es war.

Sie hatten ihren Zustand zementiert.

Sie hatten sich lebendig begraben.

Ich wollte mehr.

Am Morgen hatte ich Mats in den Kindergarten gebracht. Kurz unterhielt ich mich mit zwei Müttern, gerade so lange, um nicht unhöflich zu wirken. Zu Hause legte ich mich aufs Sofa und ruhte mich aus.

Nach einer Weile schaltete ich den Fernsehapparat ein.

Auf einem der Kanäle lief eine Reportage über hungernde Kinder in Afrika. Jungen und Mädchen mit aufgedunsenen Bäuchen, auf bleistiftdünnen Beinen, die sie kaum hielten. Die Mütter ausgemergelt bis auf die Knochen, unfähig, ihre Babys zu stillen. Ich hielt die Fernbedienung in der Hand, unfähig umzuschalten.

Ich weinte.

Die Grausamkeit der Bilder löste etwas aus, was über Betroffenheit und Schrecken hinausging. Beinahe schockartig machten sie klar, wie gut es mir ging. Dazu mischte sich ein Gefühl von Schuld. Warum machte ich so wenig aus meinem Leben – wenn es mir doch so viel besser ging? Ich dachte an jenen Satz meiner Mutter, damals nach Mats' Geburt: *Du hast ein süßes Baby, ihr beide seid gesund – nun freu dich doch!*

Ich notierte die Nummer des Spendenkontos.

Als die Werbung begann, schaltete ich weiter. Zappte durch Serien, einen alten Krimi, Videoclips und unzählige Talkshows. Der Sender, der eben aus Afrika berichtet hatte, zeigte nun eine Sendung über Menschen, die außergewöhnliche Dinge taten.

Der erste Magazinbeitrag porträtierte einen Bergsteiger, der einen Gipfel im Himalaja bestiegen hatte. Eisiger Wind wehte, als er durch den Schnee stapfte, sein Bart, seine Augenbrauen und Wimpern waren voller Eiskristalle. Mutterseelenallein war dieser Mann. Kein Arzt weit und breit. Und du, Anna, dachte ich in einer Mischung aus Ungläubigkeit und Beschämung, du stellst dich mitten in der Stadt schon an, überstehst sogar einen Urlaub in Dänemark nur mit einer Liste von Notrufnummern in der Handtasche.

Vergangene Woche hatte Sven von einem Arbeitskollegen berichtet, der mit seiner Familie nach London gezogen war.

Ich dagegen kam kaum bis zum nächsten Supermarkt.

Ich fühlte mich klein. Unscheinbar. Blass.

Solche Leistungen waren ein Stachel im meinem Fleisch.

Und sie mobilisierten Widerstand.

So, wie es ist, dachte ich, kann es nicht bleiben.

Noch immer nahm ich jeden dritten Tag eine Tablette; die Antidepressiva halfen, meistens. Allerdings hatte ich dreißig Kilo zugenommen. Anfangs waren die Oberschenkel fülliger geworden und der Po runder. Mit der Zeit geriet meine gesamte Figur aus den Fugen. Marina, einer der Frauen aus der Selbsthilfegruppe, war es ähnlich ergangen.

Ich war immer schlank gewesen.

Plötzlich dick zu sein, veränderte mein Leben.

Ich wurde schüchtern und nahm mich zurück. Als die Einladung zum Klassentreffen kam, blieb ich zu Hause. Ich schämte mich, Menschen entgegenzutreten, die mich als hübsche junge Frau in Erinnerung hatten; ich fürchtete, sie würden nichts sehen als mein Gewicht. Auch Geburtstage von Freundinnen mied ich, wenn ich befürchten musste, jemanden zu treffen, den ich lange nicht gesehen hatte. Selbst bei schönstem Wetter wagte ich mich in keine Badeanstalt. Mein Mann beteuerte, mich nicht weniger zu lieben. Doch ich litt.

Ich fühlte mich nicht wohl in diesem Körper.

Die Frau, die ich im Spiegel sah, war mir fremd.

Das war nicht ich.

Ich sprach mit dem Neurologen. »Trauen Sie sich zu, das Antidepressivum abzusetzen?«

Mehrere Tage überdachte ich den Vorschlag, wog mögliche Vor- und Nachteile ab. Unter Angst und Panik zu leiden, erschien mir schlimmer, als dick zu sein. Andererseits spürte ich eine Kraft; ich hätte nicht sagen können, woher sie kam, auch wusste ich nicht, wie lange sie anhalten würde. Doch ich beschloss, eine Weile auf die Tabletten zu verzichten.

Fortan versuchte ich umso intensiver anzuwenden, was ich in der Therapie gelernt hatte. Ich machte Entspannungsübungen und las viel; Bücher hatten mir schon immer geholfen, mich mit Dingen auseinander zu setzen. Ich bemühte mich, die Angst in Schach zu halten. Es gelang einigermaßen.

Mein Gewicht allerdings blieb.

Keine Diät nützte, kein Hungern, kein Verzicht. Die Mitgliedschaft bei den *Weight Watchers* verschlang Geld; die Pfunde blieben. Ich arbeitete mich durch Lektüre über gesundes Essen und befragte Ärzte zu verschiedenen Ernährungsmethoden. Am Ende musste ich einsehen, dass mein Stoffwechsel sich unter der Einwirkung der Antidepressiva verändert hatte und dass dieser Prozess unumkehrbar war.

Wenn die Panikattacken sich häuften, nahm ich wieder Medikamente. Kaum fühlte ich mich stark genug, reduzierte ich die Dosis, bis ich die Tabletten erneut absetzte. Es war ein ständiges Auf und Ab.

Konstant blieb nur mein Gewicht.

Es war früh, doch die halbe Stadt schien auf den Beinen. Gruppen von Männern standen am Straßenrand, scherzten, lachten; fast alle trugen Sporthosen, manche Trainingsjacken. Familien mit Kindern drängten sich hinter den Absperrungen, ein Mädchen weinte, ihr Bruder putzte ihr die Nase, nahm sie an die Hand und versuchte, die Kleine an zwei Jugendlichen vorbei in die erste Reihe zu bugsieren. Ein Junge hielt einen Luftballon, fröhlich ruckte und zog er an der Schnur, ließ ihn in der Luft tanzen wie eine Marionette. Sein Zwillingsbruder hielt ebenfalls einen Ballon; darauf grinste ein gelbes Clownsgesicht in die Morgensonne. Der Vater der Jungen stand wenige Schritte entfernt, fischte weitere Luftballons aus einer Tüte, blies sie auf und verteilte sie an die Zuschauer. Immer mehr bunte Farbtupfer schwebten über den Köpfen der Schaulustigen. Freiwillige Helfer in orangefarbenen Westen liefen umher, manche trugen Funkgeräte, die sie abwechselnd an die Ohren oder ihre Münder pressten. Am Himmel kreiste ein Hubschrauber.

Die Luft knisterte.

Sven, mit Matz auf den Schultern, winkte einem Mann zu, denn ich nicht kannte. »Das ist Markus' Bruder.« Der Mann, er war groß und blond, winkte ebenfalls und bahnte sich einen Weg durch die Menge. »Habt ihr Markus schon gesehen?«, fragte er, als er, kräftig und zupackend, Svens Hand schüttelte. Seine Stimme klang tief, tiefer, als es seine Statur vermuten ließ.

»Nein«, antwortete Sven. »Ich hoffe, er macht nicht schlapp.«

»Niemals! Wir haben heute Morgen telefoniert. Markus sagte, er sei in Topform.« Der Mann lachte. Er trug eine Windjacke und rote Turnschuhe. Sein Gesicht war wettergegerbt, seine Augen blau wie Wasser. Er sah aus wie jemand, der soeben mit seinem Segelboot festgemacht und sich auf Landgang begeben hatte. »Ich bin Mike«, sagte er und schüttelte auch mir die Hand.

»Markus wird Sieger«, rief Matz und zappelte mit den Beinen, sodass Sven ihn festhalten musste, damit er nicht fiel.

»Selbstverständlich wird Markus den Marathon gewinnen«, sagte Mike. »Heute Nachmittag bekommt er den Pokal. Er wird Champion!«

»Schämmpjen, Schämmpjen!«, krähte Mats. Ein Mann blies in eine Tröte, ein blechernes, lang gezogenes Signal. Die Menge geriet in Bewegung, Kinder riefen, Erwachsene drängten nach vorn. Überall flogen Luftballons. »Da kommen sie«, rief eine Stimme. »Sie kommen!«

Auch ich schob mich weiter nach vorne, stellte mich auf die Fußspitzen, versuchte, über eine Frau hinwegzusehen. Die Menschenmenge war mir unheimlich; doch die Fröhlichkeit, die überschäumende Energie, die überall zu spüren war, packte mich, wie köstlichen Saft sog ich sie auf. Ein dumpfes Geräusch erfüllte die Luft, ich hörte Schritte, ein Meer von Schritten, Beine, Füße, ein Durcheinander, und doch schmolzen die vielen Schritte zu einem rhythmischen Geräusch zusammen, einer gleichmäßigen, vorwärts drängenden Musik. Zuschauer pfiffen, johlten, manche riefen Namen. Mike schob sich durch die Menge, zog mich mit sich. Sven folgte uns, Mats lachte, seine Wangen glühten vor Aufregung. Neben mir feuerte eine Gruppe Männer Helmut an, »Helmut! Helmut!«, riefen sie, wer immer Helmut war, er musste einfach sein Bestes geben, solange er so begeisterte Fans hatte. »Markus!«, rief Mike.

»Markus!«, rief Mats.

»Habt ihr ihn gesehen?«, fragte ich. Zwischen den Köpfen der Zuschauer blitzten bunte Trikots hindurch. In dem Moment trat eine Frau beiseite, und ich schlüpfte an ihren Platz. Ich sah eine Gruppe Läufer, die in hohem Tempo vorüberzog. In ihrer Mitte lief Markus, mit ausholenden Schritten, federnd, leicht. »Er hat seit Monaten trainiert«, sagte Mike. »Er hat seine persönliche Rekordzeit verbessert und will beim New-York-Marathon starten.«

»Wow«, sagte Sven.

»Wau«, echote Mats.

Die Läufer bogen um eine Straßenecke und verschwanden. Am anderen Ende der Straße erschien eine weitere Gruppe. Männer und Frauen, eine Schar von Läufern, manche liefen geschmeidig, scheinbar mühelos, andere mit ungelenken Schritten, mit hängenden, rudernden Armen, runden Rücken oder vornübergebeugt, beinahe stolpernd. Doch alle waren entschlossen, die mehr als vierzig Kilometer bis zum Ziel zurückzulegen; das hatten sie sich vorgenommen. Das verlangte ihr Sportsgeist. Ein wenig beneidete ich sie darum. Selbst die Leistungsschwächsten unter ihnen strahlten Zuversicht aus, ihre Rücken streckten sich unter den Jubelrufen des Publikums. Kinder klatschten und warfen Konfetti, Frauen applaudierten, Männer pfiffen auf zwei Fingern. Es war ein rauschendes Fest, und die Freude der Menschen um mich herum trug mich, erfüllte mich. Der Wind blies den Duft von Bratwürstchen herüber, und ein Kind leckte an seinem rosaroten Eis. Der Himmel strahlte.

Das Leben war schön.

Drei Jahre nachdem ich zum ersten Mal eines genommen hatte, setzte ich die Antidepressiva endgültig ab.

Mein Mann und ich hatten entschieden, ein zweites Kind zu bekommen; vor allem ich wünschte mir eine Familie mit mehreren Kindern. Niemand verstand meinen Wunsch. Alle wiesen auf die Einschränkungen hin, mit denen ich lebte, und ich verstand die Reaktionen. Ich grübelte und fragte mich selbst, ob mir klar war, worauf ich mich einließ. War es gerecht, ein Kind in die Welt zu setzen und dabei auf die Hilfe anderer angewiesen zu sein?

Ich lebte in ständiger Diskrepanz zwischen Vernunft und Gefühl und reagierte mit der mir eigenen Sturheit. Schließlich gab es Phasen, in denen ich ohne Hilfe zurechtkam. Außerdem hatte ich mir jenseits der Krankheit eine Vorstellung bewahrt, wie ich leben wollte, und dazu gehörten Kinder.

Am Ende überließen wir die Entscheidung dem Schicksal. Es ließ sich zwei Jahre Zeit; dann war ich schwanger.

Wenige Tage nachdem der Gynäkologe meine Vermutung bestätigt hatte, fuhren mein Mann und ich zur Wohnung meiner Eltern. Mit zitternden Knien stieg ich die Treppen hoch; ich fühlte mich wie sechzehn und unfreiwillig schwanger. Mutter war allein, und während Sven auf dem Balkon eine Zigarette rauchte, half ich ihr, das Abendbrot zu bereiten. Meine Stimme klang dünn, als ich sagte: »Mama, ich bekomme ein Kind.«

Dann warf ich mich in ihre Arme.

Mutter wischte mir die Tränen aus dem Gesicht. In ihren Augen las ich Sorge. Mein Herz klopfte. Ich löste mich und suchte nach einem Taschentuch. Mit kräftigem Schnauben putzte ich die Nase. Mutter schenkte eine Tasse Tee ein und schob mich auf einen der Küchenstühle. »Warte einen Augenblick«, sagte sie und verschwand.

Unsicher wartete ich, was geschehen würde.

Als sie zurückkam, hielt meine Mutter eine Schmuckschatulle in der Hand. »Es ist eine gute Gelegenheit, sie dir zu geben«, sagte sie. Mit feuchten Fingern nahm ich die Schatulle entgegen und öffnete sie. Auf dunkelblauem Samt lag eine silberne Kette mit einem herzförmigen Anhänger aus bunten Steinen.

Die Liebe, die mich durchflutete, mischte sich mit Furcht. Mutter reagierte freundlich; doch sie schien sich nicht wirklich zu freuen. Als Vater kam, reagierte er ähnlich; auch seine Freude war von Bedenken durchwoben.

In den kommenden Wochen ging es mir sehr gut. Physisch und psychisch fühlte ich mich so wohl wie lange nicht. Die Zeit des Nachdenkens und Abwägens war vorüber; ich würde ein zweites Kind bekommen. Befürchtungen, ich könnte wie damals nach Mats' Geburt in ein Loch fallen, wischte ich beiseite, verdrängte sie, sobald sie auftauchten. Stattdessen versuchte ich, mich auf meine Fortschritte zu konzentrieren.

Mitte August ging ich zur Vorsorgeuntersuchung. Ungeduldig wartete ich, aufgerufen zu werden; in der Tasche trug ich eine Liste mit Einkäufen, die ich für Svens Geburtstag am nächsten Tag erledigen wollte. Der Arzt untersuchte mich und bat mich ins Nebenzimmer zur Ultraschalluntersuchung. Auf dem Bildschirm sah ich den Fötus.

»Das Herz des Babys schlägt nicht mehr«, sagte der Arzt.

Ich verstand jedes Wort und begriff nichts.

»Es tut mir sehr Leid«, sagte der Arzt und sah mich voller Mitgefühl an. »Ihr Kind ist tot.«

»Aber es geht mir gut!«

Langsam, wie in Zeitlupe drang die Bedeutung der Worte zu mir durch, dünne Fäden in dichtem Nebel.

Der Gynäkologe telefonierte mit einem Kollegen, der auf Ultraschalluntersuchungen spezialisiert war. Es war Freitagnachmittag, doch der Kollege erklärte sich bereit, mich zu untersuchen.

Aus einer Telefonzelle rief ich meine Eltern an.

Die Welt war plötzlich kalt geworden.

Der Arzt bestätigte die Diagnose des Gynäkologen. »Es tut mir Leid«, sagte er und überwies mich ins Krankenhaus.

Mutter begleitete mich.

Während draußen die Sonne brannte, lag ich auf einem gynäkologischen Stuhl und fror. Mehrmals klingelte ein Telefon und der Arzt unterbrach die Untersuchung. Er traf verschiedene Verabredungen für das Wochenende – wie viele Würstchen man wohl für das Grillfest brauchte und ob drei Kästen Bier reichten? Schließlich schaltete er das Display des Geräts ab und wandte sich mir zu. »Ich kann das Ergebnis der vorangegangenen Ultraschalluntersuchungen nur bestätigen. Ihr Kind ist tot.« Er sah mich an, seine Augen fahl wie die eines Fischs. »Kommen Sie Montagmorgen zur Ausschabung«, sagte er, stand auf und knöpfte seinen Kittel auf.

Fassungslos starrte ich in sein ausdrucksloses Gesicht. »Ich soll das ganze Wochenende mit meinem toten Baby im Bauch herumlaufen?«

»Wir haben bald Feierabend.«

Ich war zu schockiert, um zu protestieren.

Ich beherrschte mich.

Ich weinte nicht.

Als wäre es nicht ich, sondern eine Puppe, die mir zufällig ähnelte, verließ ich den Raum.

Mutter brachte mich nach Hause.

In den Wochen nach dem Eingriff litt ich unter starken Ängsten. Heiligabend wussten mein Mann und ich, dass ich wieder schwanger war. Nach einer anstrengenden Schwangerschaft, während der ich mich kaum zu freuen traute, wurde im folgenden Sommer unser Sohn Lennart geboren.

Lennart war ein großes Baby mit strahlenden Augen, gesundem Hunger und einer kräftigen Stimme. Für Befürchtungen, es nicht zu schaffen, oder Ängste, erneut in einen Abgrund zu stürzen, ließ mein wunderbares Kind mir gar keine Gelegenheit. Lennart forderte mich, rund um die Uhr, er wollte gestillt und getragen werden. Legte ich ihn in sein Bettchen, schrie er mit nicht enden wollender Kraft.

Mats, der sich sehr über seinen Bruder freute, ging spielen, wenn ich Lennart im Arm schaukelte, ihn trug und verzweifelt versuchte, ihn beruhigen.

Mein Großer tat mir Leid; schon wieder kam er zu kurz.

Gleichzeitig machte ich mir Sorgen, dass Lennarts Schreien ernste Gründe haben könnte. Ich ging mit ihm zum Kinderarzt, föhnte seinen Bauch, falls er unter Koliken litt, und verbrachte Stunden mit ihm auf dem Gymnastikball, wippend und schaukelnd, was Lennart sehr gefiel.

Schreien tat er dennoch.

Ich kaufte einen Tragesack, den ich umschnallte, um mein Baby immer bei mir zu haben, während ich verzweifelt versuchte, ein Minimum an Hausarbeiten zu erledigen.

Lennart schrie.

Ein Jahr lang brüllte mein Sohn.

Dann begann er, die Welt zu erkunden.

Lennart krabbelte, eher als Kinder es im Allgemeinen tun. Dann zog er sich an Stühlen hoch und lief umher, und nichts war vor ihm sicher. Ein einziges Mal setzte ich ihn in ein Laufgitter, um Kartons für unseren bevorstehenden Umzug packen zu können. Er rüttelte an den Stäben, protestierte und schrie vor Wut und Empörung.

Erschöpft fragte ich meine Freundinnen: »Wie duscht ihr eigentlich?«

»Duschen?«, fragten sie erstaunt.

»Ja. Was macht ihr mit euren Kindern, wenn ihr morgens duschen wollt?«

»Sie spielen.«

Wenn ich duschte, schloss ich vorher alle Türen ab und hastete und schrubbte, so schnell es ging. Ich konnte Lennart keine Sekunde aus den Augen lassen.

Keine meiner Freundinnen hatte ein derart lebhaftes, unbändiges Kind, keine eines, das so unersättlich war.

Manchmal war mir, als fräße Lennart mich auf.

Dabei war er ein interessantes Baby, aufgeweckt, neugierig, fröhlich. Es machte Spaß zuzusehen, wie Lennart die Welt entdeckte. Manchmal stellte ich mir vor, wie das Leben verliefe, wenn ich morgen wieder Angst bekäme.

Doch ich bekam keine Angst.

Lennart trieb mich an meine Grenzen; doch Hilfe brauchte ich nur, wenn ich Migräne bekam.

Die Angst war ein Gast, der sich im Hintergrund hielt. Ich vermied es, Bus und Bahn zu fahren, entfernte mich nicht allzu weit von zu Hause und stieg in keinen Fahrstuhl. In meiner kleinen Welt kam ich zurecht, und das wusste ich zu schätzen. Ich schloss mich sogar einer Spielgruppe an. Ab und zu überfielen mich Panikattacken; sie waren fürchterlich, doch sie gingen vorüber.

Fast schien es, als hätte ich mich mit meiner Krankheit arrangiert. Doch etwas gärte, eine latente Unzufriedenheit.

Lud eine Freundin mich ein, mit ihr und den Kindern zum Baden zu fahren, erfand ich Ausreden. Wurden Mütter gesucht, die Mats und seine Klassenkameraden beim Schulausflug begleiteten, schützte ich wichtige Termine vor. Trafen sich die Mütter der Spielgruppe im Stadtpark, fuhr ich als Einzige im Taxi vor. Damit niemand es sah, stieg ich rechtzeitig aus und legte den Rest des Weges zu Fuß zurück.

Ich musste nicht Bus fahren.

Aber ich wollte es können.

Eines Tages zog ich Bilanz. Ich hatte zwei Kinder, eines war noch sehr klein – auf mich warteten Aufgaben. Zahllose Male würde ich Lennart noch hierhin und dorthin bringen, ihn abholen, ihn begleiten müssen. Sollte Lennart nicht mit den gleichen Beschränkungen aufwachsen wie Mats, musste etwas geschehen.

An einem Wintermorgen, zwei Jahre nach Lennarts Geburt, bat ich meinen Vater, mich zur nächsten Sprechstunde der Angstambulanz der Universitätsklinik zu begleiten.

KAPITEL 6

Im Wartezimmer saßen, dicht gedrängt, Hausfrauen und Manager, Kinder und Großmütter.

Sie alle litten unter Angst und Panik.

Niemals hätte ich das für möglich gehalten.

Das Thema rückte allmählich ins öffentliche Bewusstsein. Fernsehberichte zeigten Patienten, die mit Angststörungen lebten und in speziellen Therapien lernten, Dinge zu tun, die sie über Jahre vermieden hatten. In einer dieser Sendungen war die Angstambulanz erwähnt worden, und ich hatte die Telefonnummer notiert. Nun begriff ich, von einem Moment auf den anderen, dass meine Krankheit ein gesellschaftliches Phänomen war.

Vater und ich fanden gerade noch zwei Sitzplätze.

Verstohlen sah ich mich um.

Ein Mann las die Wirtschaftszeitung. Sein Anzug sah teuer aus. Fast alle wartenden Männer trugen Anzüge, Hemden, Krawatten und wirkten, als würden sie bald in ihre Chefetagen ausschwärmen. Wie schafften sie es, Unternehmen zu lenken, während ich mich an manchen Tagen kaum aus dem Haus traute?

Oder war es umgekehrt, litten sie unter dieser Verantwortung, und die Angststörung war eine Folge der Überforderung?

Eine ältere Dame ließ ihren Blick durch den Saal wandern. Sie trug einen altmodischen Hut – wie die in Pelzstolen gehüllten Frauen in den Cafés meiner Kindheit, die Tortenstückchen verspeisten. Unsere Blicke trafen sich. Die alte Dame lächelte; ich lächelte ebenfalls.

Hatte man auch im Alter Angst?

Hatte es auch bei ihr in der Jugend begonnen?

Litt sie seit fünfzig Jahren unter Panikattacken?

Würde ich, wenn ich so alt wäre, noch darunter leiden?

Ich spürte die Gänsehaut auf meinen Armen.

Am meisten überraschte mich, dass Kinder in die Sprechstunde kamen. Ein Junge – ich schätzte ihn auf acht oder neun Jahre – blätterte in einem abgegriffenen Comic.

»Sind Sie zum ersten Mal hier?«, fragte mich die Mutter des Jungen. Ich nickte.

»Wir waren im vergangenen Monat schon einmal hier. Es war genauso voll. Niklas bekam so heftige Magenbeschwerden, dass wir nach Hause fahren mussten, bevor wir aufgerufen wurden.«

Die Angstsprechstunde fand einmal im Monat statt. Vor vier Wochen hatte ich Vater bereits gebeten, mich zu fahren.

»Es hat lange gedauert, bis mein Mann und ich wussten, was unserem Kleinen fehlt«, sagte Niklas' Mutter. Einerseits war mir ihre Vertraulichkeit zu intim; andererseits erschreckte mich das Schicksal des Jungen.

»Wie haben Sie es herausgefunden?«, fragte ich.

»Niklas klagte über Magenkrämpfe, er wurde in der Schule ohnmächtig, irgendwann wollte er nicht mehr am Unterricht teilnehmen. Wenn wir ihn fragten, ob er erklären könne, was ihm fehle, beschrieb er physische Symptome, für die die Ärzte nie eine Erklärung fanden. Je mehr mein Mann Niklas mit Fragen bedrängte, desto öfter schien der Junge Beschwerden zu erfinden. Als Niklas mir anvertraute, dass er Angst habe, nachts im Schlaf zu sterben, wandte ich mich an die Ambulanz.«

Eine Tür wurde geöffnet, und eine Frau mit sehr kurzen Haaren trat ins Wartezimmer. Ingesamt schienen vier Therapeuten in der Sprechstunde zu arbeiten, drei Frauen und ein Mann; abwechselnd riefen sie Patienten auf. Der Mann sah sympathisch aus.

»Vor uns sind noch mindestens zehn Leute an der Reihe«, flüsterte Vater.

»Ja. Aber ich bin auch froh, dass es so voll ist.«

»Fürchtest du dich vor dem Gespräch?«

»Nein, ich bin nur froh zu sehen, dass es offensichtlich sehr vielen Menschen geht wie mir. Noch dazu quer durch alle Schichten. Das bedeutet, ich bin keine Vertreterin einer verrückten kleinen Randgruppe.«

Eine Frau mit zwei kleinen Mädchen kam herein.

War sie die Patientin?

Oder eine ihre Töchter?

Niklas warf sein Comicheft auf den Boden. Seine Hände zitterten. Der Gedanke, Mats oder Lennart könnten unter einer Angststörung leiden, brachte mich beinahe um den Verstand. Lieber litt ich als eines meiner Kinder. Ich konnte mich noch irgendwie mit den Symptomen arrangieren. Aber wie musste ein Kind sich fühlen, dessen Herz raste, dem schwindelte, das voller Unruhe war, voller Angst, gleich aus der Haut zu fahren, zu platzen, verrückt zu werden, sich aufzulösen, zu sterben?

Es war die Frau mit den kurzen Haaren, die mich aufrief.

Vater drückte kurz meine Hand.

Ich betrat einen schmalen, weiß getünchten Raum.

»Bitte nehmen Sie Platz«, sagte die Frau. Ich setzte mich ihr gegenüber in einen bequemen Lederstuhl. »Was führt Sie zu uns?«

Ich erzählte, zügig und geordnet, die Geschichte der vergangenen fünfundzwanzig Jahre.

»Nun, Sie wissen bereits eine Menge über Angststörungen«, sagte die Therapeutin, als ich geendet hatte. »Inhaltlich kann ich Ihnen nicht viel Neues erzählen.«

»Was ich wissen möchte, ist, ob ich hier eine Konfrontationstherapie machen kann?«

»Das können Sie. Allerdings müssen Sie mit einer Wartezeit von neun Monaten rechnen.«

»So lange kann ich nicht warten.«

Einige Jahre zuvor hatte ich zum ersten Mal von der Konfrontationstherapie gehört. Schaudernd hatte ich damals in jener Fernsehreportage zugesehen, wie Patienten von ihren Therapeuten in Busse und volle Züge, auf einsame Inseln und in vernebelte Tunnel geschickt wurden.

Niemals, hatte ich geschworen, würde ich so etwas tun.

Doch jetzt wollte ich genau das, so schnell wie möglich.

Ich hatte Bücher über Konfrontationstherapie gelesen. Es gab verschiedene Methoden; die Patienten näherten sich Schritt für Schritt oder massiv, real oder in ihrer Vorstellung dem, was sie fürchteten. War jemand lange nicht Fahrstuhl gefahren und hatte zusätzlich Erwartungsängste entwickelt, empfahl sich die direkte Konfrontation mit therapeutischer

Begleitung. Die Wirkung der *Konfrontation* – manche Bücher sprachen auch von *Exposition* – lag darin, dass Patienten erlebten, dass ihre Ängste nach einer Weile nachließen. Symptome, die während Panikattacken auftraten, wurden im Rahmen der Therapie bewusst provoziert; auch hier erlebten die Betroffenen, dass die befürchteten Gefahren – *ich sterbe, ich werde verrückt, ich löse mich auf* – nicht eintraten.

Die Vorstellung war mir unangenehm. Bisher hatte ich gegen Angst und Panik angekämpft; nun sollte ich sie herbeirufen, mich hingeben. Ich musste damit rechnen, die Kontrolle zu verlieren. Dennoch wusste ich intuitiv, dass dieser Weg richtig war. Vor Jahren hatte ich einmal, in einem Zustand bodenloser Erschöpfung, den Kampf gegen die Angst aufgegeben. In jenen Tagen war es mir bemerkenswert gut ergangen. Allerdings hatte der Zustand nicht lange angehalten.

Nun wollte ich genau dort ansetzen.

Ich rechnete mit dem Schlimmsten.

Und war zu allem entschlossen.

Mein Mann, meine Eltern, meine Schwester, meine Freunde liehen sich Bücher und Videos. »*Schocktherapie* wäre der treffendere Name«, witzelte eine Freundin.

Doch alle unterstützten mich.

Die Konfrontationstherapie galt, gut durchgeführt, als probates Mittel in der Behandlung von Ängsten, Phobien und Panikattacken. Psychosomatische Kliniken boten stationäre Therapien. Am Universitätsklinikum arbeitete man ambulant. Ich hatte mich schließlich doch auf die Warteliste setzen lassen; parallel erhielt ich eine Liste mit Adressen.

Ich telefonierte mit über achtzig Therapeuten. Ohne Umschweife fragte ich: »Machen Sie Konfrontationstherapie?«

Die meisten verneinten.

Die, die bejahten, hatten keine Zeit.

Manche fragten: »Was ist Ihr Problem?« Sobald sie mir andere Therapieformen vorschlugen, beendete ich das Gespräch, höflich, aber bestimmt.

Nummer vierundachtzig auf der Liste meldete sich mit heiserer Stimme: »Ja, ich arbeite nach dieser Methode«, sagte eine Frau. »Aber ...«

Ich wusste, was käme.

»Sie haben leider keine freien Termine.«

»Nein, aber wenden Sie sich an meine Kollegin.«

»Hätten Sie in der kommenden Woche Zeit für ein Erstgespräch?«, fragte die Frau, die ich als Nächstes anrief.

Als sie die Tür öffnete, wusste ich, ich würde sie mögen. Doch bemühte ich mich um Distanz und Neutralität; ich wollte mir in Ruhe ein Bild machen.

»Kommen Sie herein.« Die Therapeutin war in meinem Alter. Ihr blondes lockiges Haar wirkte unbändig. Sie trug eine Hose mit vielen Taschen, wie ein Arbeiter, und ein T-Shirt.

Sie führte mich in ein Zimmer, groß und lichtdurchflutet. In einer Ecke lag Spielzeug – Bauklötze, ein alter Kaufmannsladen. Als sie meinen Blick bemerkte, sagte die Frau: »Ich arbeite auch als Kinder- und Jugendpsychologin.«

Sie deutete auf zwei Korbstühle.

Die meiste Zeit hörte sie schweigend zu, ab und zu fragte sie nach, während ich meine Geschichte erzählte. Die ersten Schwindelanfälle, die dunkle Zeit nach Mats' Geburt, die Diagnose, die anschließende Therapie, die Antidepressiva. Ich beschrieb Verlauf und Dauer der Panikattacken, Situationen, in denen sie auftraten, Häufigkeit, Heftigkeit, die Schwere der einzelnen Symptome. Am Ende sagte ich: »Jetzt will ich trainieren, was ich seit Jahren vermeide. Können Sie mir dabei helfen?«

»Ich denke schon.«

»Üben Sie wirklich, mit mir Bus zu fahren?«

»Das ist Teil der Konfrontationstherapie.«

Ich hatte nicht unhöflich sein wollen. »Ich muss es so genau wissen, denn ich möchte keine Therapie beginnen, in der das nicht das erklärte Ziel ist.«

Plötzlich schob sich ein Bild vor meine Augen, eine kurze Erinnerung daran, wie ich vor Jahren zum ersten Mal einer Therapeutin gegenübergesessen hatte, auf einem hölzernen Stuhl, in einer Villa.

Ich lächelte.

Die Therapeutin sah mich an.

»Zunächst müssen wir einander kennen lernen«, sagte sie. »Erst wenn ich Sie kenne und Sie Ihrerseits wissen, dass Sie mir vertrauen, können wir einen Übungsplan aufstellen. Bis dahin wird Zeit vergehen. Darüber sollten Sie sich im Klaren sein.«

»Natürlich.«

»Warum ist es Ihnen so wichtig, Bus zu fahren?«

»Weil ich das, was ich fürchte, viel zu lange vermieden habe.«

Mein Blick wanderte hinüber zu dem Spielzeug. Gemütlich war es hier.

»Wenn ich jetzt nicht übe, Bus zu fahren, werde ich es nie tun. Doch allein schaffe ich es nicht.«

Freunde hatten angeboten, mit mir Bus zu fahren, und Vater, dem ich vertraute und mit dem ich beinahe alles tun würde. Ich hatte stets abgelehnt. Einerseits weil es mir peinlich war; andererseits suchte ich jemanden, der genau wusste, was zu tun wäre, sollte ich doch ohnmächtig oder verrückt werden.

Der es aushielt, wenn ich in Todesangst geriete.

Bekäme mein Begleiter in diesem Augenblick selbst Angst, wäre die Übung gescheitert. Schlimmer noch, der Effekt würde sich ins Gegenteil verkehren und meine Angst festigen.

»Wann sind Sie zum letzten Mal Bus oder Bahn gefahren?«

Ich überlegte. Sah ich von meinen kläglichen Selbstversuchen ab, waren mehr als zehn Jahre vergangen.

Die Therapeutin machte sich eine Notiz.

Drei Monate später begannen die regelmäßigen Therapiestunden.

Wir fingen ganz von vorne an.

Ich erzählte, wie ungern ich mich früher von meiner Mutter getrennt hatte. »Ich wollte nicht in den Kindergarten, wollte nicht allein unter Fremden sein, ohne eine vertraute Person. Trotzdem musste ich einige Vormittage dort verbringen. Ich reagierte mit einem Hungerstreik. Schließlich bewarb sich meine Mutter um eine Stelle als Praktikantin im Kindergarten, um in meiner Nähe sein zu können. Man hätte sie auch genommen, doch inzwischen wollten die Kindergärtnerinnen mich nicht mehr aufnehmen.«

»Was für eine Beziehung haben Sie heute zu Ihren Eltern?«

»Ich wurde immer behütet, und ein wenig brauche ich das immer noch. Ich bin früh ausgezogen, ich war selbstständig. Aber ich brauche die Eingebundenheit. Meine Eltern spielen bis heute eine sehr wichtige Rolle in meinem Leben.«

Die Therapeutin schrieb etwas auf ihren Block.

Dann sah sie mich wieder an.

Aufmerksam.

Freundlich.

»Mein Mann ist ein Autonarr, und vor Jahren hat er einmal etwas Geld geerbt. Er kaufte sich einen flotten Sportwagen, mit Ledersitzen, neuem Lenkrad, speziellem Schaltknüppel. Meine Eltern halten so etwas für Verschwendung. Mir hätte es egal sein können, doch als mein Mann vorfuhr, fragte ich, ob es nicht reichen würde, wenn wir ein schlichteres Auto führen. Ich war selbst nicht glücklich über die Anschaffung.« Ich hörte, wie ihr Bleistift über das Papier fuhr. »Auch heute ist mir wichtig, was meine Mutter und mein Vater denken.«

Es fiel mir leicht, dieser Frau mein Leben zu erzählen.

Sie urteilte nicht.

Sie strafte mich nicht mit Schweigen.

Sie sah mich einfach freundlich an.

Ich erinnerte mich an einen Arztbesuch, der Jahre zurücklag. »Meine Eltern begleiteten mich zum Neurologen. Der Arzt fragte, warum ich, sobald ich Beschwerden hätte, stets meine Eltern anriefe. Und warum sie sofort kämen. Ich wusste nicht, was ich antworten sollte. Schließlich sagte ich, es wäre schlimm, wenn meine Mutter oder mein Vater nicht kämen! Der Neurologe antwortete, ich sei ein kleiner Tyrann, der alle in der Familie dirigiere. Ich fand diese Bemerkung vollkommen unpassend. Schließlich habe ich mir meine Krankheit nicht ausgesucht.«

»Sie haben sich noch nicht von Ihren Eltern gelöst«, bemerkte die Therapeutin.

Eine Weile dachte ich über ihre Worte nach. Sie schmerzten.

»Da gebe ich Ihnen Recht«, sagte ich schließlich.

In den kommenden Wochen sprachen wir über innere Ablösung, über Autonomie und Eigenständigkeit. Ich spürte, dass ich immer noch sehr angepasst lebte, obwohl ich mich bereits in der ersten Therapie damit auseinander gesetzt hatte. Es blieb offen, ob dies ein Grund für meine Krankheit war. Doch empfand ich meine Angepasstheit inzwischen als einengend. Ich wollte nicht mehr Ja sagen, wenn ich Nein meinte. Mich nicht mehr zu etwas zwingen, was mir keinen Spaß machte, nur weil andere es auch taten.

»Vielleicht habe ich mich zu selten getraut, gegen den Strom zu schwimmen«, sagte ich eines Tages. »Andererseits tun andere das auch und werden trotzdem nicht krank.« Ich seufzte. »Am Ende ist es Spekulation.«

»Ich habe schon den Eindruck, dass Sie Ihre Individualität entwickeln wollen«, erklärte die Therapeutin. Sie sagte es ganz nüchtern.

»Ich hatte immer Schwierigkeiten, Konflikte auszuhalten. Ich mag keinen Streit, ich mag keine hinterhältigen, gemeinen Menschen, ich mag es nicht, wenn jemand mich nicht leiden kann. Es ist illusorisch, ich weiß, trotzdem möchte ich, dass mich alle mögen. Am schlimmsten finde ich, wenn Konflikte unausgesprochen in der Luft hängen. Da bin ich sehr sensibel.«

Als die Therapeutin mir zum Abschied die Hand reichte, strahlte sie eine Herzlichkeit aus, die ich bei meiner früheren Therapeutin immer vermisst hatte.

Ja, dachte ich, mit ihr werde ich Bus und Bahn fahren.

Kurze Zeit später berührten wir mein größtes Problem.

»Warum finden Sie die Vorstellung, die Kontrolle zu verlieren, so bedrohlich?«

»Es wäre mir unendlich peinlich, auf der Straße ohnmächtig umzufallen.«

»Warum?«, fragte die Therapeutin. »Wieso sollte das peinlich sein?«

»Wer weiß, wie ich dann aussehe!«

»Wenn Sie umfallen, werden sich die Leute um Ihre Gesundheit sorgen, nicht um Ihr Aussehen.«

Sie sagte es auf eine Weise, der ich nicht widersprechen konnte.

»Noch schlimmer ist die Angst, vielleicht nicht mehr zu wissen, wer ich bin.«

»Sie meinen, nicht im physischen, sondern im psychischen Sinn die Kontrolle zu verlieren?«

»Ja. Das fürchte ich so sehr, dass ich seit Jahren nie ohne Ausweis aus dem Haus gehe, nicht einmal, wenn ich Brötchen kaufe. Sollte ich während einer Panikattacke wirklich einmal nicht mehr wissen, wer ich bin, könnte ich immerhin Papiere zu meiner Identifikation vorzeigen.«

»Ist das schon einmal geschehen?«

»Nie.« Ich schämte mich ein wenig. »Aber ich schließe es nicht aus.« Ging es mir gut, schienen auch mir solche Szenarien übertrieben. Meine Stimme klang wie Rost, als ich fortfuhr. »Ich habe schon oft gedacht, gleich wäre es so weit.«

Die Erinnerung löste leichten Schwindel aus.

»Der Versuch, sich permanent zu kontrollieren, kostet sehr viel Kraft«, sagte die Therapeutin.

»Ich habe jahrelange Übung.«

»So, wie Sie es sagen, klingt es sarkastisch.«

Ich nickte.

Mit einem Mal wurde ich sehr traurig. Beinahe spürte ich die Anstrengung in allen Gliedern, mit der ich stets noch die Hausarbeit erledigt hatte, nur um einen Rest Ordnung aufrechtzuerhalten. Das Doppelleben, das ich geführt hatte, um vor Nachbarn, Bekannten, Fremden zu verbergen, dass ich krank war.

»Sie müssen lernen, loszulassen«, sagte die Therapeutin.

Ich sah sie an.

Sie sah mich an.

»Wenn ich loslasse, breche ich zusammen.«

»Dann brechen Sie zusammen«, antwortete sie, seelenruhig.

»Das kann ich mir nicht leisten.«

»Manchmal ist es besser, man lässt los, fällt und steht dann wieder auf.«

»Allein der Gedanke macht mir Angst!«

Ich erinnerte mich an den Arzt, der angeboten hatte, ich könne täglich in der Praxis anrufen, wenn es mir helfe. Später beschrieb er, wie verwundert er jedes Mal gewesen sei. Selbst in höchster Not – und er wusste, dass ich sonst nie angerufen hätte – hätte ich mit einer Stimme gesprochen, als plaudere ich. *Smalltalk*, hatte er gesagt. Ich hätte geklungen, als mache ich *Smalltalk*. Nur weil er mich kannte, wusste er, dass ich gerade eine schwere Panikattacke durchlebte.

Ich wiederholte, was ich bereits gesagt hatte: »Allein der Gedanke loszulassen, macht mir Angst.«

»Wenn Sie weiterleben wie bisher«, sagte die Therapeutin, »verharren Sie in einem Korsett, das Ihnen längst zu eng geworden ist.«

Dieser Schmerz in der Brust.
Der Schmerz im linken Arm.
Hämmern, Stechen, Dröhnen, Pochen, Ziehen, Bohren.
Dieses Pulsieren!
Und das böse Kribbeln, Kribbeln, Kribbeln.
Der Arm, der sich anfühlt wie gelähmt.
Dieser Arm – er gehört gar nicht zu mir …

»Ich möchte Techniken und Strategien mit Ihnen besprechen, mit denen Sie Ihre Angst künftig besser bewältigen können.« Die Therapeutin legte ihren Notizblock beiseite. Die Sonne schien durch das Fenster und ließ den Kaufmannsladen in der Spielecke in warmen Farben leuchten.

»Als Erstes sollen Sie lernen, Ihre Angst und Panikanfälle genauer zu beobachten. Damit meine ich, dass Sie sich Auslöser bewusst machen: Gedankenblitze, Erinnerungen, körperliches Unbehagen.« Zwei Waagschalen aus Messing standen auf dem Tresen, daneben der Kaufmann; er hielt einen Behälter aus Keramik in den Händen, darauf stand in winzigen Lettern »Mehl«.

»Sie sagten, Sie kennen Situationen, in denen ein einziges Kribbeln im Bein einen Panikanfall ausgelöst hat?«

Ich nickte.

»Es ist wichtig, dass Sie Ihre Gedanken in solchen Situationen möglichst früh bewusst wahrnehmen. Wir denken ja ständig vor uns hin, den ganzen Tag, und oft nehmen wir es gar nicht bewusst wahr.«

Ich lächelte. Manchmal sprach sie so leicht, beinahe lapidar über abstrakte psychische Vorgänge.

»In einem zweiten Schritt lernen Sie, anders auf solche Auslöser zu reagieren.«

»Wie soll das gehen?«, fragte ich.

»Sie werden lernen, negative Prognosen kritisch zu hinterfragen. Nehmen wir das Bein als Beispiel: Sie spüren ein Kribbeln und sofort setzt eine Gedankenkette ein: Warum-kribbelt-mein-Bein-ist-das-gefährlich-was-kommt-als-Nächstes-werde-ich-sterben? Sie spüren, wie Ihr Herz klopft, denn nun sind Sie aufgeregt. Das Herzklopfen steigert Ihre Angst. Und so weiter. Innerhalb kürzester Zeit stecken Sie mitten in einer Panikattacke – obwohl nur Ihr Bein ein wenig gekribbelt hat.«
Der Kaufmann hatte ein rundes rotes Gesicht und braune Haare. Er trug einen Kittel. Als ich klein war, hatte es in der Nachbarschaft ein Geschäft gegeben, in dem der Kaufmann auch noch Kittel trug. Jahre später war er an Krebs gestorben.

»Sie können Symptome unterschiedlich interpretieren«, fuhr die Therapeutin fort. »Mein Ziel ist, dass Sie lernen, so ein Kribbeln realistisch einzuschätzen. Wie wahrscheinlich ist es, an einem kribbelnden Bein zu sterben? Könnte es nicht sein, dass Ihr Bein kribbelt, weil es eingeschlafen ist? Verstehen Sie, worauf ich hinauswill?«

Ich nickte.

»Die Furcht vor der Katastrophe, die Sie befürchtet haben, schrumpft auf ein reales Maß. Ihr Bein kribbelt, weil es eingeschlafen ist, denn Sie haben ungünstig gesessen, ohne es zu merken.« In dem Regal standen kleine Packungen mit Waschmittel. Ich betrachtete sie, als steckte in ihnen eine Wahrheit.

»Es fällt mir schwer, so zu denken«, gab ich zu.

»Angst hat oft mit negativen Erfahrungen zu tun, die wir einmal gemacht haben«, erklärte die Therapeutin. »Oder mit voreilig gezogenen Schlussfolgerungen. Sie lesen in der Zeitung, dass der Herzinfarkt eine der häufigsten Todesursachen ist, und kaum dass Sie das nächste Mal ein Stechen in der Brust spüren, befürchten Sie, nun ebenfalls an einem Herzinfarkt zu sterben. Doch es ist unrealistisch zu denken, nur weil Ihr Herz klopft, würden Sie sterben.«

»Ich weiß. Und wenn ich Ihnen zuhöre, fühle ich mich wie ein Hypochonder. Aber in dem Moment, in dem ich einen Panikanfall bekomme, bin ich nicht in der Lage, solche nüchternen Überlegungen anzustellen.«

»Das werden Sie lernen, mit der Zeit.«

Wie sie das sagte, klang es, als gäbe es keinen Zweifel.

»Wenn Sie diese Techniken beherrschen, können Sie sie eines Tages auch außerhalb der Therapie anwenden. Sogar mit Rückschlägen werden Sie dann umgehen können.«

Es klang nach einem Leben, das ich nicht kannte.

In den kommenden Monaten übte ich, Angstauslöser wahrzunehmen, Situationen realistisch einzuschätzen und rechtzeitig und anders auf sie zu reagieren. Ich übte, meine Aufmerksamkeit zu fokussieren, sie nicht auf körperliche Symptome zu richten, um mich nicht in Panikattacken hineinzusteigern.

Ich begriff, welche Rolle Gedanken spielten. »Woran denken Sie, wenn ich *Atemnot* sage?«, fragte die Therapeutin.

»An *ersticken*«, antwortete ich prompt.

»Sie bilden Assoziationsketten. Glauben Sie, dass diese Gedanken Ihre Angst beeinflussen?«

»Selbstverständlich, sie verstärken sie.«

Wie klar alles war, wenn wir es hier besprachen.

»Der Teufelskreis der Angst«, sagte ich.

»Richtig. Negative Gedanken und pessimistische Erwartungen setzen ihn in Gang. Für Sie kommt es darauf an, den Kreis zu durchbrechen. Und dazu können Sie die Tatsache, dass unsere Gedanken unsere Gefühle beeinflussen, nutzen! Sie können sich selbst instruieren.«

»Indem ich zu *Atemnot* künftig *langes Leben* assoziiere?«

»Nein. Indem Sie sich selbst Sätze sagen, die Sie ermutigen. Wie anders wäre es, wenn Sie sagten: *Das Herzklopfen braucht mich nicht zu beunruhigen, denn ich weiß, dass mein Herz gesund ist.*«

Ich überlegte.

»Sie können Ihrem Kopf befehlen, anders zu denken.«

Ich war skeptisch.

Doch ich begriff das Prinzip.

Und probierte es aus.

Anfangs tauchte die Erinnerung an jenes Experiment mit der Autosuggestion auf, damals, als ich begonnen hatte, Bücher über Selbstheilung zu lesen. Ich hatte mir kein Wort geglaubt und gekichert, als ich mir einzureden versuchte: »Anna, du bist stark, und du hast keine Angst.«

Nun setzte ich mich über die innere Stimme hinweg.

Und mit der Zeit zeigten die Sätze Wirkung. Mitten während einer Panikattacke fiel es mir schwer, sie zu glauben; doch schadeten sie nicht. Es war angenehmer, mit positiven Bestärkungen zu leben als mit negativen Prophezeiungen.

Immer wieder erklärte die Therapeutin physische Vorgänge, beispielsweise, dass ich nicht ohnmächtig würde, wenn ich während eines Angstanfalls hyperventilierte; die schnelle Atmung bewirkte im Gegenteil einen Anstieg des Blutdrucks, während Ohnmacht eine Folge abfallenden Blutdrucks sei.

Sie versicherte, ich würde weder durchdrehen noch sterben.

Irgendwann begann ihre zuversichtliche Lebenseinstellung auf mich abzufärben.

»Wie lauten Ihre Ziele?« Die Therapeutin reichte mir ein leeres Blatt Papier.

»Ich möchte wieder Bus und Bahn fahren können.«

Aufregung in meinem Bauch.

»Notieren Sie das bitte.« Mit unsicherer Hand trug ich die beiden Worte in der Rubrik ZIELE ein.

»Haben Sie weitere Ziele?«

Ich schrieb: mich allein von zu Hause entfernen; in die Innenstadt fahren; in ein Kaufhaus gehen; durch einen langen Tunnel fahren; Schiff fahren; fliegen.

»Nun notieren Sie bitte, wie groß Ihre Angst vor diesen Dingen ist: null Prozent, wenn Sie keine Angst haben, hundert Prozent für die größtmögliche Angst.«

Ich schrieb:
Bus fahren bei starkem Verkehr: sechzig Prozent.
Mich allein von zu Hause entfernen: achtzig Prozent.
In ein Kaufhaus gehen: neunzig Prozent.
Durch einen langen Tunnel fahren: neunzig Prozent.
Schiff fahren: hundert Prozent.
Fliegen: hundert Prozent.

»Was möchten Sie zuerst üben?«, fragte die Therapeutin und blätterte in ihrem Kalender.

»Bahn fahren. Und Bus fahren.«

»Dann werden wir am kommenden Mittwoch Bahn und Bus fahren. Passt Ihnen Mittwoch?«

Ich nickte.

»Dann notieren Sie bitte: Mittwoch.«

»Warum soll ich alles aufschreiben?«

»Weil wir jetzt einen Übungsplan festlegen. Er ist verbindlich, und das ist wichtig. Sollten Sie Mittwochmorgen aufwachen und feststellen, dass Sie Beschwerden haben, werden Sie trotzdem kommen. Weil unser Übungsplan das so vorsieht.«

»Und wenn ich tatsächlich krank bin?«

»Es kann passieren, dass Ihr Herz klopft, Ihr Bein kribbelt, dass Ihnen schwindelig wird. Sicherlich werden Sie Angst bekommen.«

»Aber wenn ich ernsthaft krank bin?«

»Es geht darum, dass Sie sich der Angst stellen. Sie wird kommen, und sie wird gehen. Das werden Sie erleben. Allerdings nur, wenn Sie das, was Sie fürchten, nicht länger vermeiden. Wenn Sie keine Ausflüchte mehr finden, warum Sie etwas nicht tun können.«

»Und wenn ich ohnmächtig werde?«
»Sie werden nicht ohnmächtig werden.«
»Wenn die Leute gucken?«
»Niemand wird gucken.«
»Wenn ich einen Herzinfarkt bekomme!«
»Sie werden keinen Herzinfarkt bekommen.«
»Wenn mein Kreislauf vor Aufregung zusammenbricht – was machen Sie dann!?«
»Ihr Kreislauf wird nicht zusammenbrechen.«
Fragen, Fragen.
Und Panik.
Die Therapeutin blieb ruhig, gelassen antwortete sie.
Irgendwie vertraute ich ihr.

Angst.
Diese Angst, es nicht zu schaffen.
Das heillose hämmernde Herz, der Schwindel, die Hitze.
Schließlich sage ich: egal.
Und wenn ich im Bus stürbe: egal.
Und wenn ich in der Bahn stürbe und alle guckten: egal.
Wie bisher kann ich nicht weiterleben.
Sonst sterbe ich jeden Tag ein Stück.
Vor Angst.

Ich erwachte.
Diese Unruhe.
Draußen zwitscherten die Vögel. Nebenan hörte ich Mats und Lennart leise miteinander reden.
Würde ich diesen Tag durchstehen?

Ich spürte durch meinen Körper, der reglos unter dem Laken lag. Die Arme schwer. Die Beine kribbelten leicht.

Seit Tagen begleitete mich permanente Angst.

Ich war entschlossen.

Ich stand auf.

Setzte einen Fuß vor den anderen.

Mats lächelte. In der Küche deckte Sven den Frühstückstisch. Noch zwei Stunden bis zu meiner Verabredung. Ich badete Lennart und schmierte Pausenbrote für Mats. Sven würde Lennart in den Kindergarten bringen. Ich bürstete sein weiches Haar.

In der Küche spielte das Radio. Sven schenkte Kaffee ein.

Ein leiser Schwindel packte mich.

Ein Pochen in meinem Ohr.

Ich ignorierte es.

Die Therapeutin erwartete mich in der Praxis. Gemeinsam machten wir uns auf den Weg.

Die U-Bahn-Station Reiterstraße lag an einer stark befahrenen Straße. Es war halb neun. Nebel lag über der Stadt.

»Wie geht es Ihnen?«, fragte die Therapeutin, als wir den Bahnhof betraten.

»Mir ist etwas mulmig.«

»Wie stark ist Ihre Angst?«

»Sie liegt bei etwa dreißig Prozent.«

Wir gingen zu einem Fahrkartenautomaten, lösten eine Tageskarte und stiegen die Treppen hinunter.

Auf dem Bahnsteig fragte die Therapeutin erneut, wie stark meine Angst sei.

»Fünfzig Prozent«, sagte ich.

Menschen in dicken Mänteln hasteten vorbei.

»Was geschieht, wenn ich ohnmächtig werde?«

»Sie werden nicht ohnmächtig.«

Ein Mann führte eine Dogge an der Leine.

Kinder fuhren zur Schule.

»Wir nehmen die nächste Bahn. Ihre Angst wird wachsen, trotzdem werden Sie einsteigen, darauf bestehe ich. Sie werden in der Bahn bleiben, bis Ihre Angst nachgelassen hat. Sie können toben, sich auf den Boden werfen, Sie können sich aufführen, wie Sie wollen.« Sie sah mich an und lächelte. »Mir ist das nicht peinlich.«

Ich nickte.

Wir hatten es hundertmal besprochen.

Ein Gedanke tauchte auf, ein Zweifel. *Wirst du es schaffen, nach mehr als zehn Jahren?,* fragte eine Stimme.

Ja, antwortete ich still.

Und schob den Gedanken beiseite.

Ich würde es tun.

Ich sah die Therapeutin an. Ihr wuscheliges Haar, ihr unerschrockener Blick. Welche Energie sie ausstrahlte. Was konnte mir geschehen? Sollte es kommen, wie es wollte. Stieße mir etwas zu, würde sie den Notarzt rufen. Da war ich sicher. Absolut sicher.

In der Ferne erklang ein Rauschen, ein Rumpeln, ein Rasen. Lichter bohrten sich aus dem Dunkel des Tunnels. Kreischend fuhr die Bahn in die Station.

»Wie stark ist Ihre Angst?«

»Siebzig Prozent.«

Die Bremsen quietschten, als die Bahn zum Stillstand kam. Die Wartenden strömten auf die Waggons zu.

Ich ebenfalls.

Ohne zu zögern stieg ich ein.

Das Abteil war voll. Es gab kaum freie Sitzplätze, mehrere Fahrgäste standen. Ich suchte mir einen Platz neben der Tür.

»Möchten Sie stehen oder sitzen?«, fragte die Therapeutin.

»Stehen.«

»Gut.« Sie setzte sich.

Ich sah hinaus auf den Bahnsteig.

Eine Stimme rief: »Zurücktreten bitte.«

Die Türen fielen zu.

Mein Herz stolperte, verhaspelte sich, überschlug sich, mir wurde heiß, mir wurde kalt, meine Blase, oh, nein, ich musste dringend zur Toilette, Schweiß auf meiner Stirn, ich bekomme keine Luft, und dieses wilde Herz, dieses aus allen Fugen berstende, atemlose Herz.

Die Bahn fuhr an. Meine Angst explodierte.

Ich begann zu weinen.

Die Bahn verschwand im Dunkel des Tunnels.

Die Angst tobte.

Ich wehrte mich nicht.

Spürte Tränen, meinen Körper, der zitterte.

Nahm die Menschen kaum wahr. Denkt, was ihr wollt.

Konzentrierte mich auf die Symptome. Spürte sie.

Mein rasendes Herz.

Die prall gefüllte Blase.

Den Schweiß auf meiner Stirn.

Den Schwindel.

Ich nahm alles wahr, jedes fürchterliche Detail.

Ließ es kommen, das Rasen.

Den Druck.

Die Hitze.

Bekämpfte nichts.

Ich ließ die Symptome kommen.

Und gehen.

Nach zwei Minuten – es hätten auch Stunden sein können – ließ die Angst nach.

Mein Körper wurde ruhig.

Erschöpfung breitete sich aus wie Wasser, das eine Wiese flutete.

Die Bahn fuhr in die nächste Station ein.

Später wusste ich nicht mehr, wie viele Stationen wir gefahren waren. Ich hatte jedes Zeitgefühl verloren und konnte mich an nichts erinnern, nur an die vielen Menschen. Und die Angst, die schnell, brutal und unausweichlich gekommen war.

Um dann wieder zu verschwinden.

Leise, stetig, wie eine Straße, die sanft von einem Hügel hinabführte ins sichere Tal.

Bis man sie nicht mehr sah.

Ich stand in der Mitte des Abteils, nahe der Tür, meine Hand umklammerte eine Haltestange. Mein Gesicht spiegelte sich in den Scheiben.

Ich fuhr Bahn.

Die Last von mehr als zehn Jahren fiel ab. Rutschte zu Boden, leicht wie von einer öligen Haut.

»Wie geht es Ihnen?« Die Therapeutin war aufgestanden, ohne dass ich es bemerkt hatte.

»Gut«, sagte ich.

»Dann steigen wir an der nächsten Haltestelle aus.«

Auf dem Bahnsteig setzten wir uns auf eine Bank. Sie zog einen Zettel aus ihrer Tasche, einen Stift.

»Wie stark ist Ihre Angst?«

»Zwanzig Prozent.«

Sie machte Notizen. Ich war unendlich müde.

»Es war anstrengend, nicht wahr?«

Ich nickte, beantwortete Fragen nach dem Anspannungsniveau, der Stärke der Angst, meinem allgemeinen Befinden.

Und staunte, dass ich es geschafft hatte.

»Gut«, sagte die Therapeutin und schob Zettel und Stift wieder in die Tasche. »Dann fahren wir mit der nächsten Bahn in die Innenstadt.«

Ich erschrak.

Und nickte.

Die Bahn kam, ich stieg ein. Ohne Angst.

Eine Stimme rief: »Zurücktreten bitte.«

Die Türen fielen zu.

Mein Herz klopfte, ein wenig.

Die Bahn fuhr an. Verschwand im Dunkel des Tunnels.

Meine Blase drückte ein wenig.

Kein Schweiß auf meiner Stirn.

Wie ruhig ich war.

Ich tat, was ich Monate lang geübt hatte. Nahm meine Umgebung wahr, ohne mich abzulenken. Nahm meinen Körper wahr, ohne mich auf seine Symptome zu konzentrieren. Ich blickte mich um, betrachtete die grün-blau gemusterten Polster, die Wände in hellem Grau, den kleinen roten Hammer für Notfälle, eine Werbetafel der lokalen Klempnerinnung. Ich spürte mein klopfendes Herz, den leichten Druck auf der Blase; sollte sie drücken, sollte es klopfen.

Die Bahn fuhr in die nächste Station ein.

Die Türen öffneten sich.

Die Türen fielen zu.

»Wie stark ist Ihre Angst?«

Ich wandte mich um. »Fünfzig Prozent.«

Die Therapeutin lächelte.

»Dann werde ich an der nächsten Haltestelle in ein Nachbarabteil umsteigen.«

»Einverstanden«, sagte ich.

Die Bahn hielt. Ich beobachtete, auf welchen Waggon die Therapeutin zuging. Sollte ich einen Herzinfarkt bekommen, wäre sie in der Nähe; das zu wissen, genügte.

Getrennt fuhren wir mehrere Stationen. Ich schaute mich um. Kinder und Jugendliche waren nicht mehr unterwegs, stattdessen stiegen Frauen mit Einkaufstüten zu.

Die Bahn hielt.

Die Bahn fuhr an.

Als sie gerade in den Tunnel eintauchte, entdeckte ich das lockige Haar der Therapeutin. »An der nächsten Station steigen wir aus und machen eine kurze Pause.«

»Einverstanden.«

Die Uhr auf dem Bahnsteig zeigte Viertel vor zwölf.

Die Therapeutin fragte nach meinem Befinden, nach dem Grad der Anspannung, der Stärke der Angst. »Jetzt werden Sie allein weiterfahren«, sagte sie und verstaute Zettel und Stift. »Ich komme mit der nächsten Bahn nach. Wir treffen uns an der Haltestelle Marktkirche.«

Ich nickte.

Nahm alles hin.

Nichts machte mehr Angst.

In der Ferne erklang ein Rumpeln.

Kreischend fuhr die Bahn in die Station.

Ich stand auf und stieg ein.

Die Therapeutin winkte kurz.

Die Bahn fuhr an.

Verschwand im Tunnel.

Nun wurde mir doch etwas mulmig.

»Komm, Angst, komm!«, sagte ich still. »Komm ruhig näher, wenn du willst.«

Bevor der Fahrer die nächste Haltestelle erreichte, war das mulmige Gefühl verschwunden.

Ich fuhr Bahn. War stolz.

»Prima«, höhnte eine innere Stimme. »Du fährst Bahn – das tun andere Menschen jeden Tag.«

An der Haltestelle Marktkirche stieg ich aus. Setzte mich auf eine Bank. Wartete auf die Therapeutin, beinahe euphorisch.

Wie einfach es war …

Später erreichte die Bahn den Hauptbahnhof.

Nebeneinander gingen wir die langen unterirdischen Gänge entlang, die in die Innenstadt führten.

Mein Herz klopfte. Mich schwindelte.

Lärmendes Rauschen.

Pochen im Ohr.

Kribbeln in den Händen.

»Wie stark ist Ihre Angst?«

»Achtzig Prozent.«

Tunnel waren bedrohlich, immer noch.

Wie konnte ich hier fliehen? Wo war der Ausweg?

»Lassen Sie die Angst zu«, sagte die Therapeutin. »Lassen Sie sie kommen!«

Ich versuchte abermals, mich nicht gegen die Angst zu wehren.

Loszulassen.

Wie in der Bahn.

»Komm, Angst, komm«, rief die Therapeutin. »Das wird doch wohl noch ein bisschen doller gehen!«

»Komm, Angst, komm«, echote ich. »Komm doch noch doller …«

Ich war froh, als ich am Ende des Tunnels Tageslicht sah.

Oben auf der Einkaufsstrasse wimmelte es von Menschen. Ein Leierkastenmann spielte *La Paloma*. Auf seiner Schulter saß ein Affe und knackte eine Erdnuss.

Ich atmete tief durch.

Die erste frische Luft seit dem Morgen.

Hinter uns plätscherte der Gänselieslbrunnen.

»Wir werden uns nun trennen, und Sie werden eine halbe Stunde allein durch die Innenstadt gehen«, sagte die Therapeutin. »Um zwei Uhr treffen wir uns wieder, hier am Brunnen.«

»Nein!«

»Doch.«

Mir schauderte vor den Fremden. Nichts war sicher hier.

»Sie haben als Ziel in den Übungsplan eingetragen: mich allein von zu Hause entfernen, in die Innenstadt fahren, in ein Kaufhaus gehen.«

»Aber nicht heute.«

»Vermeidung gilt nicht.«

Mich schwindelte. »Geben Sie mir Ihre Handynummer?«, fragte ich.

»Wozu brauchen Sie meine Handynummer?«

»Damit ich Sie anrufen kann, wenn mir etwas passiert.«

»Was sollte Ihnen passieren?«

»Ich weiß nicht. Aber ich habe Angst.«

»Sie werden das schaffen.«

Ich glaubte kein Wort. Zog den Schal fester und ging.

Unsicher lief ich die Elisabethstraße entlang. Bog in die Agathenstraße. An ihrem Ende, im vierten Stock eines braunen Gebäudes, lagen die Büros der Firma, in der ich bis zu meiner Kündigung gearbeitet hatte.

Wie viele Jahre war das her?

Nervös und unruhig ging ich weiter zur Magdalenenstraße und blieb dort stehen. Mein Herz raste, der Schwindel, das Pochen, die Hitze, das Rauschen, der Taumel, das Kribbeln. So allein fiel es mir schwer, die Angst nicht zu bekämpfen.

Würde ich wirklich nicht verrückt werden?

Würde ich wirklich keinen Herzinfarkt bekommen?

Würde ich wirklich nicht sterben?

Ich lehnte an einem Pfeiler. Versuchte, die Situation realistisch zu betrachten. Meine Körpersymptome nicht überzubewerten. Mir Mut zu machen.

Warum hatte sie mir ihre Handynummer nicht gegeben?

Wieso war sie sicher, dass mir nichts zustoßen würde?

Ein Mann ging vorüber, musterte mich.

Ich lief die Magdalenenstraße hinunter, zurück zur Agathenstraße. Versuchte, zwischen den Menschen hindurchzugleiten, nicht stehen zu bleiben, Schritt zu halten. Suchte nach einer Uhr. Viertel vor zwei.

Ich bog in die Konstantinstraße. Als Kind hatten meine Eltern mich manchmal in ein Café mitgenommen, in dem es kleine Törtchen gab, die Spiegeleier genannt wurden, weil ein dicker gelber Pfirsich in der Mitte thronte. Von weitem erkannte ich das Schaufenster mit der gestreiften Markise.

Ob es die Spiegeleier noch gab?

Ich beschloss, nicht hineinzugehen. Überquerte die Straße und lief weiter. Die Konstantinstraße machte einen Bogen und mündete auf den Gänselieslplatz. Auf dem Rand des Brunnens saß die Therapeutin.

Ich atmete auf.

Wir gingen zurück in das Café, bestellten Spiegeleier – es gab sie tatsächlich noch – und zwei Tassen Tee.

Draußen wurde es dunkel.

»Wie geht es Ihnen?«, fragte die Therapeutin ein letztes Mal.

»Ich freue mich sehr. Ich bin stolz und erschöpft, aber auch traurig. So viele Jahre habe ich mich gefürchtet, Bahn zu fahren, und auf vieles verzichtet.« Ich starrte auf den gelben glänzenden Pfirsich. »Am Ende hat es eine Stunde gedauert, zu merken, dass ich es doch kann. So eine Verschwendung. Was hätte ich aus meinem Leben machen können.«

»Sie haben ein Fundament gelegt, auf dem Sie in Zukunft aufbauen können«, sagte die Therapeutin.

»Ja.« Der Kandis knisterte, als er vom Löffel in die Teetasse glitt.

»Schauen Sie«, die Therapeutin breitete ihre Zettel aus. Während der Übungen hatte ich ihre Fragen zur Stärke der Angst, der Anspannung, zu meinem Zustand beantwortet; manchmal beinahe apathisch. Nun sah ich, schwarz auf weiß, dass in allen Übungssituationen meine Angst nahezu immer bis auf hundert Prozent angestiegen war; doch genauso war sie wieder gefallen, bis sie am Ende völlig verschwunden war.

Ich trank einen Schluck Tee. Ich erinnerte mich, wie ich vor Jahren mithilfe jenes Übungsprogramms für Betroffene und Angehörige und in Begleitung meines Mannes versucht hatte, Bahn zu fahren. Wir hatten viele Fehler gemacht; damals hatte ich mich meiner Angst noch nicht stellen können.

»Sprechen wir über Ihre Hausaufgaben. Was wollen Sie in der kommenden Woche üben?« Wir mussten ein seltsames Paar abgeben, ich so müde, sie sprühend vor Energie.

»Ich werde jeden Tag Bahn fahren«, antwortete ich. »Montag könnte ich zum Städtischen Friedhof fahren. Dienstag weiter bis zur Endstation Universitätsklinikum. Mittwoch fahre ich mit dem Auto zur Haltestelle Auethal und von dort mit der U-Bahn zum Einkaufszentrum Obere Heide. Donnerstag steige ich aus und gehe eine halbe Stunde durch die Geschäfte. Freitag könnte ich das wiederholen.«

»Einverstanden. Ich notiere es im Übungsplan.«

Dann stach sie voller Schwung mit der Gabel in ihr Spiegelei.

Auf der Zunge spürte ich den Geschmack meiner Kindheit.

Eine Woche später trafen wir uns an der U-Bahn-Station Reiterstraße. Mit klopfendem Herzen stand ich am Treppenabsatz und beobachtete die Menschen, die hinunterströmten zu den Bahnsteigen, hastig, die meisten mit verschlossenen Gesichtern, jeder für sich auf seinem Weg, und doch bildeten sie eine graue uniforme Masse, Lemminge, die eilig auf ein gemeinsames Ziel zusteuerten. Niemand zögerte. Niemand scheute zurück.

Niemand zweifelte, dass er die Fahrt mit der U-Bahn überleben würde.

»Guten Morgen.« Sie strahlte.

»Guten Morgen«, antwortete ich.

»Wie geht es Ihnen?« Die Therapeutin trug einen kuscheligen roten Wollmantel, der sie wie eine freundliche Retterin aussehen ließ.

»Gut«, sagte ich. »Ein wenig aufgeregt bin ich.«

»Dann fahren wir am besten gleich los.«

Wir stiegen die Treppen hinunter.

Kauften Tickets.

Warteten auf die Bahn.

Ein Mann las Zeitung. *GEMEIN* stand in großen schwarzen Lettern auf der Titelseite. Eine Mutter hatte ihr neugeborenes Baby ausgesetzt. Daneben das Foto eines Fußballers. Er hatte für zwanzig Millionen Euro seinen Verein gewechselt.

»Wie stark ist Ihre Angst?«

»Siebzig Prozent.«

Quietschend rollte der Zug in die Station. Die Wartenden steuerten auf die Waggons zu. Der Mann las weiter Zeitung, hob nicht einmal den Kopf. Ich folgte ihm mit schweren Beinen.

Ich setzte mich und wählte dabei einen Platz in der Mitte des Abteils, der Therapeutin schräg gegenüber. In der vergangenen Woche hatte ich mein Leben in ihre Hände gelegt; heute fühlte ich mich weniger ausgeliefert, eher wie ein Schwimmer, der das rettende Ufer sah und sich gleichzeitig der dunklen Tiefe des Ozeans bewusst war. Der Gefahren, die in dem Wasser lauerten, das ihn umgab.

Zischend und rumpelnd fielen die Türen zu.

Die Bahn fuhr an.

Fuhr in den schwarzen Tunnel.

Ich betrachtete meine Umgebung. Zwei Frauen, die sich unterhielten, eine schlecht blondiert, die andere in einem fadenscheinigen Anorak. Ein junger Mann in dunklem Mantel, das kurze, glänzende Haar zurückgekämmt, der Blick starr, gedankenverloren. Über seinem Kopf das Werbeplakat eines Bestattungsunternehmens. *Sterbebegleitung der anderen Art* – was meinte man damit? Eine dicke Frau löste Kreuzworträtsel. Das Plakat eines Möbelunternehmens pries ein zusammenklappbares Schlafsofa an. Ich entdeckte zwei Rechtschreibfehler.

Mein Herz klopfte.

Abrupt wechselte das Schwarz hinter den Fenstern mit grünen Kacheln auf der rechten Seite und dem hell erleuchteten Bahnsteig auf der linken.

Die Bahn hielt.

Menschen stiegen aus, Menschen stiegen ein.

»Mein rechtes Bein kribbelt«, sagte ich halblaut, als die Bahn anfuhr.

»Das ist möglich«, antwortete die Therapeutin. »Es könnten auch beide Beine kribbeln.«

»Ja, es kann noch schlimmer kommen«, antwortete ich.

Von einer Sekunde auf die andere verschwanden die Kacheln und das Licht, und der Zug tauchte wieder ins Dunkel. »Sie denken, es macht nichts, wenn mein Bein kribbelt, nicht wahr?«

»Es ist nur Ihr Bein, das kribbelt.«

Angstauslöser wahrnehmen. Situationen realistisch einschätzen. Aufmerksamkeit fokussieren, nichts aufbauschen, die Macht der Gedanken nutzen.

Wie oft hatten wir das besprochen. Dennoch kostete es Überwindung, das Gelernte anzuwenden. Jedes Mal aufs Neue.

Leiser Schwindel. Ein Druck auf der Blase.

Und mein ewig klopfendes Herz.

Frauen mit Einkaufstüten stiegen ein, Männer mit Aktentaschen stiegen aus. Auch der junge Mann mit dem zurückgekämmten glänzenden Haar. Er lächelte, als unsere Blicke sich trafen.

»Am Hauptbahnhof steigen wir aus«, sagte die Therapeutin.

Ich nickte.

Klopf doch Herz, klopf, wenn du willst!

Kannst noch mehr klopfen, wenn du willst, Herz …

Die dicke Frau schob ihr Kreuzworträtselheft in eine schmutzige Plastiktüte. Ich spürte durch meinen Körper. Das Kribbeln war verschwunden.

»Nächste Haltestelle: Hauptbahnhof«, sagte eine nüchterne Frauenstimme.

Wir standen auf und stiegen aus.

Menschen strömten über den Rathausplatz, Männer in dunklen Mänteln, ältere Damen in Pelzen, Kinder in bunten Steppjacken. Eine Gruppe Japaner fotografierte das Rathaus. Vor einer Würstchenbude stand eine Frau in weißer Schürze und rauchte. Der Qualm ihrer Zigarette hing schwer in der nassen, kalten Luft.

»Wir gehen zur Goethestraße hinüber, ins Kaufhaus Engelhard«, sagte die Therapeutin.

»Gemeinsam?«

Sie nickte. Ich war erleichtert.

Warme Luft schlug uns entgegen, als wir durch die erste Tür des mächtigen Eingangs traten. Ein Butler aus Pappe trug ein Schild vor dem Bauch: *Rumpsteak mit grünen Bohnen und Kartoffeln für acht Euro fünfzig.*

Im Restaurant im sechsten Stock.

Ich hoffte, so hoch würden wir nicht fahren.

Die Therapeutin steuerte auf die Rolltreppe zu. Vorbei an Regalen, die überbordeten vor Süßigkeiten, vorbei an einer gläsernen Theke voller Pralinen. Durch die Strumpfabteilung, durch die Kosmetikabteilung. Mich schwindelte, mein Kopf rauschte, überall so viele Menschen.

Mein Herz schlug laut und heftig.

Klopf doch, sagte ich, doch es klang jämmerlich.

Klopf doch, sagte ich, entschiedener.

Und es klopfte, klopfte, klopfte.

Diese vielen Menschen!

»Diese vielen Menschen!«, sagte ich laut.

»Es können noch mehr werden«, sagte die Therapeutin.

»Ja«, japste ich. Ich wusste, warum ich Kaufhäuser fürchtete.

Ein Schild verkündete, dass in der vierten Etage Kopfkissen und Federbetten im Angebot seien. Wie lange brauchte ich im Notfall von dort bis zum rettenden Ausgang?

Im ersten Stock streiften wir durch die Stoff- und Kurzwarenabteilung. Ballen schimmernder Seide, dunkle Wollstoffe. Bunte Drucke, schwerer Samt. Die Restekiste. Ich betrachtete meine Umgebung, versuchte, mein Herz hämmern zu lassen, mich nicht zu sorgen, nicht zu wehren, mich in nichts hineinzusteigern.

Lass die Angst kommen, Anna.

Sie wird auch wieder gehen.

»Wie stark ist Ihre Angst?«, fragte die Therapeutin.

»Sechzig Prozent.«

Wir fuhren in den zweiten Stock, gingen durch die Lebensmittelabteilung.

Fuhren in den dritten Stock, Damenoberbekleidung, Herrenschuhe.

Fuhren in den vierten Stock, Haushaltswaren, heftiges Herzklopfen.

Es kam.

Und ging.

»Nun werden wir Bus fahren«, sagte die Therapeutin, als wir das Kaufhaus verließen.

Der zentrale Omnibusbahnhof lag direkt hinter dem Hauptbahnhof. Es wimmelte von Menschen, die hasteten, eilten, rempelten. Busse standen in langen Reihen, groß, behäbig, mächtig, fuhren ab, kamen an, es stank nach Abgasen und kaltem Essen, Stimmen tönten durcheinander, eine Hupe, eine Lautsprecherdurchsage.

»Wie stark ist Ihre Angst?«

»Siebzig Prozent.«

»Der Bus dort fährt zum Rathausplatz, den nehmen wir.«

Ich stolperte.

Lief neben der Therapeutin her.

Stand nun vor einem Bus.

Einer mächtigen Tür, die sich zischend öffnete.

Mit zitternden Beinen stieg ich ein.

Der Bus war voll, doch in der vordersten Reihe waren zwei freie Plätze. Ich rutschte ans Fenster, die Therapeutin setzte sich neben mich. Die Türen schlossen. Der Fahrer hupte, ein Radfahrer wechselte die Straßenseite.

Der Bus fuhr los.

Ich war gefangen.

Ich starrte aus dem Fenster, starrte die Straße entlang. Was, wenn wir in einen Stau gerieten? Standen, warteten, endlos lange warteten? Auf unbestimmte Zeit eingeschlossen in dieser Enge. Wann würden sich diese mächtigen Türen wieder öffnen, mich in die Freiheit spucken, mich hinauslassen an die frische Luft?

Luft!

Ich bekam kaum Luft.

»Die Luft ist so schlecht!«, rief ich.

»Wieso?«

»Mir ist es zu voll, außerdem ist die Luft schlecht.«

»Warum stört es Sie, dass es voll ist? Wir sitzen doch bequem.«

»Aber die Luft ist schlecht.«

»Es kann sein, dass die Luft noch schlechter wird.«

»Dann …«

»Was sollte Ihnen passieren?«

Schwindel. Unruhe.

Überwältigende Nervosität.

Herzrasen.

»Wie stark ist Ihre Angst?«

»Achtzig Prozent.«

Unruhe.

Ich wollte aufstehen, mich bewegen.

Sonst platzte ich!

Nein, lass sie kommen die Angst, Anna, lass sie kommen.

»Es geht mir nicht gut«, sagte ich, die Stimme dünn wie die eines kleinen Mädchens. »Meine Angst steigt.«

Dieses verrückte Herz.

»Atmen Sie langsam und tief ein«, hörte ich die Therapeutin sagen.

Ich atmete, aufgeregt, ängstlich, flach, stoßend.

Busfahren war schlimmer als Bahnfahren. Ich wusste nie, was auf der Straße geschehen würde. Ein Stau? Ein Unfall, eine Versammlung, eine Demonstration, eine Straßensperre, ein Hindernis? In der U-Bahn konnte ich sicher sein, dass der Fahrer in spätestens zwei oder drei Minuten die Türen öffnen würde. In einem Bus war ich nie sicher.

Das Elend war nicht absehbar.

Darum fiel es mir noch schwerer, Bus zu fahren.

Der Fahrer blinkte und bog in eine Haltebucht. Laut zischend öffneten sich die Türen.

Das Geräusch der Freiheit.

Jugendliche stiegen ein und hielten mit lässigen Bewegungen ihre Fahrkarten in die Höhe. Der Busfahrer verzog keine Miene. Kalte Luft strömte herein. Luft! Ich atmete tief ein, in die Brust, in den Bauch. Dann schloss sich die Tür. Der Fahrer blinkte und verließ die Haltebucht. Reihte sich ein in den dichten, dahinströmenden Verkehr.

Als wir am Rathausplatz ausstiegen, war mir, als verließe ich ein schaukelndes Schiff.

»Schauen Sie nach oben.«

»Nach oben?«

»Schauen Sie nicht zu Boden, sondern geradeaus, und fixieren Sie ein Ziel. Das Rathausportal oder die Laterne neben dem Eingang. Dann beruhigt sich der Gleichgewichtssinn.« Ich fixierte die schwere Eisentür.

Der Schwindel ließ nach.

»Die beste Körperhaltung, wenn man sich schlecht fühlt: Kopf hoch, Brust raus, Schultern gerade.« Die Therapeutin lachte. »Gucken Sie der Welt *chefig* ins Gesicht. Gucken Sie wie jemand, der den Ton angibt.«

»*Chefig* …« Ich musste ebenfalls lachen.

»Das ist immer gut für das Selbstbewusstsein.«

»Wenn's klappt …«

»Versuchen Sie es.«

Wir setzen uns auf eine Bank.

»Wie stark ist Ihre Angst?«

»Zwanzig Prozent.«

»Eyyy, ihr Lesben!« Kreiselnd wankte ein betrunkener Obdachloser auf uns zu. »Habt ihr mal 'nen Euro?« Neben dem Mann taumelte ein zweiter; er schien nicht zu bemerken, was um ihn herum geschah, und murmelte halblaut vor sich hin.

»Ich möchte«, sagte die Therapeutin, die Männer ignorierend, »dass Sie jetzt allein zum zentralen Omnibusbahnhof zurückfahren. Dort steigen Sie aus und nehmen den nächsten Bus in Richtung Rathausplatz. Ich warte hier.«

»Oh, nein!« Heißes Blut in meinen Adern. »Das schaffe ich nicht.«

»Das schaffen Sie.«

»Eyy, ihr Lesben«, lallte der Mann. »Was'n jetz' mit 'nem Euro?«

»Das ist mein Albtraum.« Mich schwindelte.

»Das ist eines der Ziele, die Sie erreichen wollen.«

»Nein.«

»Steht im Übungsplan.«

»Ich …« Was konnte ich sagen?

Diese Hitze. Der Penner, der uns anstarrte. Der andere, der mit den Geistern redete, gallegelbes Gebrabbel, wirres Kauderwelsch.

»Und wenn ich nicht zurückkomme?«, fragte ich.

»Warum sollten Sie nicht zurückkommen?«

»Ich weiß ja nicht, was mir unterwegs passiert.«

»Was sollte Ihnen passieren?«

»Weiß nicht. Es kann immer etwas passieren.«

Dieser Schwindel.

»Ey …!«

Ein Autofahrer hupte. Ein Mann schimpfte.

»Sollten Sie tatsächlich nicht zurückkommen, fahre ich in meine Praxis.«

»Ist das schon einmal vorgekommen – dass ein Patient nach Hause gefahren ist?«

»Einmal.«

»Scheißlesben!« Der Penner spuckte auf den Bürgersteig, seine Spucke klatschte fett auf das Pflaster.

»Sie schaffen das.«

»Geben Sie mir Ihre Handynummer?«

»Die brauchen Sie nicht.«

»Doch! Wie sollte ich Ihnen sonst Bescheid sagen, wenn mir etwas zustößt?«

»Das würde ich erfahren.«

Alle meine Worte prallten an ihr ab.

Sie wollte, dass ich fuhr.

»Scheißlesben«, fluchte der Penner noch einmal. »Scheißweiber, alles Scheißweiber!« Sein Kumpan boxte in die Luft. Beide schlurften nebeneinander die Straße entlang.

Ich stand auf. »Gut, dann fahre ich jetzt.«

Die Therapeutin lächelte. Sie hatte keinerlei Zweifel.

Ich dagegen, ich hatte Angst.

Große Angst.

Langsam ging ich auf die Bushaltestelle zu. Ich starrte auf den Fahrplan. Verstand all die Zahlen nicht. Diese übermächtige Unruhe, die mich trieb, vor sich hertrieb, so wie eine Welle mit einem Stück Strandgut spielt. Auf und ab. Auf und ab. Unfähig anzuhalten.

Der Bus kam, hielt, die Tür sprang auf.

Eine mächtige Tür.

Ein dunkler Schlund.

Ich stieg ein. Der Bus war voll. Hinten sah ich die Penner, die ebenfalls einstiegen, die Menschen traten beiseite, manche rümpften die Nasen.

Die Türen fielen zu.

Mein Blut kochte hoch. Eine glühend heiße Woge, die durch den Körper schoss.

Lass sie kommen, die Angst, Anna, lass sie kommen.

Atme, tief und ruhig …

Die Hitze, die abkühlte.

Das Herz, das sich beruhigte.

Der Druck auf der Brust, der nachließ, die Luft, die wieder durch die Lungen floss, hinein bis in die feinsten Kapillaren.

Eine heisere Ruhe, die sich ausbreitete.

Der Bus hielt. Menschen stiegen aus, Menschen stiegen ein.

Der Fahrer blinkte. Der Bus fuhr an. Hielt erneut. Meine Hand, die sich sofort um den Griff klammerte, mein Blick, der panisch nach einem Grund suchte. Meine Augen, die auf eine rote Ampel trafen.

Erleichterung.

Und Anspannung, trotzdem. Wie lange würde es dauern? Wann konnte ich hier raus? Das Zischen, das Ächzen, der Bus, der schwerfällig anfuhr. Geschafft. Gerade noch einmal davongekommen. Der Penner, der durch den Bus grölte. Diese Enge. Waren Minuten vergangen seit der Abfahrt? Stunden?

Als der Busfahrer am Terminal hielt, stieg ich aus; die Welt schwankte. Fühlten sich so Matrosen, wenn sie an Land gingen?

Ich setzte mich auf eine Bank und ruhte mich aus.

Zehn Minuten später stand ich auf und überquerte die Straße. RATHAUSPLATZ stand auf der Anzeigetafel. Ich zeigte meine Fahrkarte vor. Setzte mich.

Diesmal war der Bus leerer. Ich atmete. Konzentrierte mich auf meinen Körper, jedoch nicht zu sehr. Versuchte, auf seine Signale zu hören, ohne ängstlich zu werden. Nahm meine Umgebung wahr, ohne mich dadurch abzulenken. Dachte positiv: Anna, du kannst Bus fahren!

Ich tat, was ich wochen- und monatelang geübt hatte.

Rief die Angst. Lud sie ein. Ließ sie kommen.

Verdrängte sie nicht mehr.

Und mein Herz beruhigte sich.

Draußen, auf dem Bürgersteig, sauste ein Junge auf einem Skateboard vorbei. Eine Frau schob einen Kinderwagen, ein altmodisches Modell, wie ich es von Fotos kannte, ausladend, aus Weide geflochten, das Gestänge und die Räder eisenschwarz. Auf einem Plakat warb eine bekannte Schauspielerin für Kopfschmerztabletten.

Am Rathausplatz angekommen stieg ich aus.

Atmete tief ein. Und aus.

Es war kein Vergnügen gewesen.

Doch ich hatte es geschafft.

Die Therapeutin saß auf einer Bank und blickte mir entgegen. Sie drückte meinen Arm, als ich mich neben sie setzte. »Wie stark ist Ihre Angst?«, fragte sie dann.

»Dreißig Prozent.«

Als ich abends nach Hause kam, hatte mein Mann gekocht. Auf dem Tisch standen Kerzen und Blumen. Lennart hatte ein Bild gemalt, und Mats hatte seinem Bruder geholfen, einen Rahmen dafür zu bauen. Meine Schwägerin hatte am Computer eine Glückwunschkarte gebastelt, auf der lauter Busse und Bahnen zu sehen waren, am Himmel kreiste ein Flugzeug. Daneben stand: *Das kannst du auch bald.*

Mein Mann umarmte mich. Kurz vor dem ersten Übungstag hatte ich erzählt, dass ich in Begleitung der Therapeutin Bahn und Bus fahren würde. Er hatte gebrummt: »Na, ob das Erfolg haben wird?« Ich hatte mir gewünscht, dass er mir Mut machen würde; später tröstete ich mich, dass ich ihn in einem ungünstigen Moment angesprochen hatte. »Ich bin stolz auf dich«, sagte Sven.

Am folgenden Tag hatte ich Geburtstag.

Das schönste Geschenk hatte ich mir selbst gemacht.

Ich fuhr täglich Bahn und Bus.

Gemeinsam mit der Therapeutin legte ich einen Übungsplan fest, der für jeden Tag bestimmte Etappen und Ziele vorsah. Zu ebenfalls verabredeten Termine rief ich in der Praxis an und berichtete.

Ich hielt mich strikt an die Absprachen.

Ich tat es ohne Druck.

Ich tat es für mich.

Wann immer es möglich war, holten meine Eltern oder die Schwiegereltern Lennart ab. Prompt zog ich meinen Mantel an und machte mich auf den Weg. Mittags, wenn Mats aus der Schule kam, war ich wieder zu Hause.

Für die ersten Tage hatte ich Strecken Richtung Stadtrand ausgesucht. Dann wurde ich mutiger und fuhr in die Innenstadt, dorthin, wo die Kaufhäuser waren und die großen Einkaufspassagen. Bald war ich so fortgeschritten, dass ich ohne Angst in Busse und Bahnen stieg.

Dennoch fühlte ich mich an manchen Nachmittagen sehr müde und musste mich überwinden. Es war für mich nicht selbstverständlich in Bussen zu sitzen, U-Bahn zu fahren oder durch Kaufhäuser zu wandern. An Tagen, an denen ohne sichtbaren Grund Panik aufstieg, wäre ich am liebsten mitten während der Fahrt ausgestiegen. Doch – denn das war oberstes Gebot – ich tat es nie. Mit aller Kraft stellte ich mich meiner Angst.

Ließ sie kommen.

Hielt sie aus.

Sah zu, wie sie verschwand.

Wieder und wieder.

Hätte ich dem Impuls nachgegeben, wäre ich geflohen – es hätte mich zurückgeworfen. Die Angst hätte sich erneut manifestiert. Es kam darauf an, hatte mir die Therapeutin erklärt, wieder und wieder zu erleben, dass die Angst zwar kam – aber auch ging. Je häufiger ich übte, desto eher würde sich diese neue Erfahrung festigen. Desto leichter fiele mir in absehbarer Zukunft ein weitgehend angstfreies Leben.

Ich verstand, warum meine Selbstversuche gescheitert waren. Zwar war ich täglich eine Station mit dem Bus gefahren, doch unter idealen Bedingungen – die Straße kaum befahren, der Bus beinahe leer, Voraussetzungen, wie sie selten bestanden. Ich hatte gegen meine Angst angekämpft, statt sie zuzulassen. Ich hatte Gefahren bekämpft. Hatte Verkehr, Menschenmassen, Staus und unvorhersehbare Hindernisse gemieden.

An manchen Tagen, wenn ich wusste, dass die Kinder versorgt waren, steigerte ich mein Pensum freiwillig, unternahm Fahrten in die Vororte, Entfernungen, die ich über Jahre gefürchtet hatte. An den Wochenenden schlug Sven vor, Ausflüge zu Verwandten zu machen und statt mit dem Auto mit Bus und Bahn zu fahren. Ich verbrachte so viel Zeit in öffentlichen Verkehrsmitteln, dass – zum ersten Mal in meinem Leben – der Haushalt ein wenig zu kurz kam.

Ich hörte endlich auf, Dinge aus Angst zu vermeiden.

Dabei geriet ich in bizarre Situationen. Eines Tages stand ich in einem modernen U-Bahn-Waggon, wie ich ihn nie zuvor gesehen hatte. Als die Bahn hielt, starrte ich auf die Tür. Die Griffe, an denen man die Türen aufzog, fehlten. Im selben Moment schoss das Blut heiß durch meinen Körper. Was sollte ich tun? Ich sah mich um. Ein älterer Mann schaute mich an, sein Gesichtsausdruck gereizt. Dann schob er sich vorbei, drückte auf einen kleinen, blinkenden Lichtpunkt, und die Türen öffneten sich. Ich war so lange nicht U-Bahn gefahren, dass ich diese Neuerung nicht kannte.

So musste es sein, wenn ein Häftling nach Jahren aus dem Gefängnis entlassen wurde. Hinein in eine Welt, die sich ohne ihn einfach weiterentwickelt hatte.

Die Therapie ging zu Ende. Die Krankenkasse hatte ein Kontingent festgesetzt, und nach den zeitintensiven Übungstagen blieb mir eine letzte Stunde.

Als ich in die Praxis kam, empfing mich die Therapeutin herzlich, wie beim allerersten Mal. Mein erster Eindruck hatte sich bestätigt. Ich mochte sie. Und sie schien mich zu mögen.

Die Sonne schien auf den Kaufmannsladen, als wir meinen Übungsplan der vergangenen Wochen besprachen. Ich hatte ihn gewissenhaft abgearbeitet.

»Ich werde weiterüben«, sagte ich. »Ich bin glücklich, dass ich es geschafft habe.« Jemand hatte dem Kaufmann einen Blumenstrauß in die Hand gesteckt. Sein ausgestreckter Arm zeigte in meine Richtung. Ich lachte.

»Ich möchte mich bei Ihnen bedanken«, sagte ich zu der Therapeutin. »Ich habe mich dem ausgesetzt, was ich am meisten fürchtete, und Sie haben mir sehr dabei geholfen. Sie waren mir ein Vorbild. Sie haben oft gesagt, Bahn fahren sei nicht gefährlich und auf der Straße ohnmächtig umzufallen nicht peinlich – irgendwie glaube ich Ihnen das heute. Die Sicherheit, die Sie ausstrahlen, hat mich überzeugt.« Meiner früheren Therapeutin konnte ich nie glauben, dass es ihr nicht peinlich wäre, in der Öffentlichkeit Aufmerksamkeit zu erregen.

»Ein paar Zweifel habe ich schon noch«, räumte ich ein. »Aber ich weiß jetzt, ich kann Bus und Bahn fahren. Ebenso wie Sie. Ich sterbe nicht dabei.«

Die Therapeutin lachte. »Das freut mich.«

»Das Wagnis wäre ich nicht mit jedem eingegangen. Ich wusste, dass Sie mich nicht schonen würden. Aber ich hatte grenzenloses Vertrauen zu Ihnen, menschlich und fachlich.« Ich zögerte. »Bus fahren ist gar nicht so schwierig, wie ich mit Ihrer Unterstützung gelernt habe. Und sehr praktisch, wenn man es kann.«

Die Therapeutin reichte mir die Hand. »Ich wünsche Ihnen alles Gute.« Ihr Haar loderte und leuchtete. »Und ich bin auch in Zukunft für Sie da, sollten Sie mich noch einmal brauchen.«

Ich nahm ihre Hand und drückte sie.

Als ich ging, winkte ich dem Kaufmann zum Abschied.

Ich war neununddreißig Jahre alt und begann ein neues Leben.

Die Erfahrung, Angst aushalten zu können, ihr also nicht mehr hilflos ausgeliefert zu sein, veränderte alles. Über zwölf Jahre war mir fast jeder Tag schwer gefallen. Vor allem aus

Rücksicht auf meine Kinder hatte ich trotz Angst versucht, das Haus zu verlassen, in den Urlaub zu fahren, Bekannte und Freunde zu besuchen, zu Kindergeburtstagen zu gehen. Mich immer wieder drohenden Panikanfällen und – vor allem – der lähmenden Angst vor der Angst auszusetzen, hatte mich unsagbare Anstrengungen gekostet.

All diese Energie stand mir nun zur Verfügung.

Plötzlich verfügte ich über scheinbar endlose Kräfte.

Morgens brachte ich voller Freude Lennart in den Kindergarten. Anschließend ging ich auf den Markt und kaufte ein, bummelte im Einkaufszentrum durch die Geschäfte, freute mich maßlos über dieses kleine private Vergnügen, trank genüsslich einen Orangensaft in einem kleinen Café, fuhr wieder nach Hause, bereitete das Mittagessen, holte Lennart vom Kindergarten ab, aß mit meinen Söhnen zu Mittag, half Mats bei den Schularbeiten.

Noch immer war ich frisch und voller Elan.

Nachmittags fuhr ich mit Lennart zur Spielgruppe oder kaufte mit Mats neue Jeans, wir besuchten Freunde, fuhren zu Kindergeburtstagen, unternahmen Ausflüge. Keine Verabredung, die ich mehr absagte. Die Welt wurde groß, sie stand mir offen. Ich war ständig unterwegs.

Abends, wenn mein Mann nach Hause kam, machten wir es uns gemütlich. Manchmal gingen wir aus. Sven war kein Mensch, der gern und häufig ausging, darum hatte es ihn all die Jahre nicht gestört, dass ich mich fürchtete, ein Kino oder eine Konzerthalle zu betreten. Nun liebte ich es, im Dunkeln zu sitzen, Erdnüsse zu knabbern und Leinwandgeschichten zu sehen. Ich drängte meinen Mann, zog ihn mit. Lockte ihn zu den unterschiedlichsten Veranstaltungen.

Lagen wir schließlich im Bett, war ich immer noch nicht müde.

Ich sprühte vor Energie und Tatendrang.

Mein Nachholbedürfnis war grenzenlos.

Zum ersten Mal fühlte ich mich *normal*, lebte so, wie andere auch. Es war großartig, beinahe ein Rausch.

Manchmal hörte ich eine Stimme, die raunte: *Wird das so bleiben?* Doch dann lief ich weiter, ließ mich tragen von einer Leichtigkeit, die ich nicht mehr erlebt hatte – seit wir als Kinder in die Straße an dem kleinen Kanal gezogen waren, wo wir herumtollten und Fangen und Verstecken spielten, Wettrennen mit unseren Fahrrädern fuhren und alten Damen Klingelstreiche spielten, über die sie sich fürchterlich aufregten.

Ich fühlte mich wie ein neuer Mensch.

KAPITEL 7

Leise glitt die Tür auf. Die Wände waren verspiegelt, und aus einem unsichtbaren Lautsprecher klang dezent ein Klavierkonzert. Mein Mann trat einen Schritt zur Seite und ließ mir den Vortritt.

Ich stieg in den Fahrstuhl.

Ebenso leise glitt die schwere Tür wieder zu.

Sekunden vergingen. »Wieso fährt der Fahrstuhl nicht los?«, fragte ich, eine Spur zu laut.

Mein Herz, die Hitze, der Schwindel.

»Weil wir noch nicht gedrückt haben«, sagte Sven und legte den Zeigefinger auf die weiße Taste mit der dicken schwarzen *Drei*.

Ein Rucken. Der Fahrstuhl fuhr an.

Das Herz beruhigte sich.

Die Hitze ließ nach, der Schwindel ebenfalls.

Noch immer beeindruckte es mich, wenn ich spürte, wie ein einziger Gedanke in Sekundenbruchteilen Panik auslösen konnte.

Doch ebenso schnell verschwand die Angst wieder.

Ich lachte.

Der Fahrstuhl hielt. Wir traten ins Treppenhaus. »Links den Gang entlang«, sagte Sven. Ich küsste ihn. Dann sah ich die Frau seines Kollegen in der Tür stehen, winkend. Wir waren zum Abendessen eingeladen, und ich löste das Papier von den bordeauxrot schimmernden Dahlien.

Meine Euphorie ging über in einen ruhigeren, frohen Alltag. Der andere Teil meines Wesens, jene lebenslustige und zuversichtliche Anna, die ich auch war, lebte auf.

So verging Woche um Woche.

Der Frühling kam.

Das Leben war schön.

Selten, und wenn sehr leise, raunte die Stimme noch: *Wie lange wird es so bleiben?*

Manchmal gab es Tage, an denen ich mich verletzlich fühlte. Ich versuchte sie hinzunehmen; sie gehörten zum Leben. Ein wenig erschrak ich dabei, denn ich spürte, wie leicht es war, zurückzugleiten in jenen alten Zustand, in ein Dasein voll bleigrauer Schwere und Lähmung. Es erforderte Disziplin, mich gegen üble Befürchtungen zu wehren.

Ich fuhr Bahn, ich fuhr Bus. Ich stieg in Fahrstühle und ging in Kaufhäuser. Ich tat alles, um nicht in die alte Strategie der Vermeidung zurückzurutschen. Ich beobachtete mich akribisch. Niemand überlegte so gründlich, ob er ins Kino gehen oder lieber zu Hause bleiben sollte, und wenn ja, wenn nein – aus welchen Gründen, und war das auch richtig …?

Jedem negativen Gedankenblitz *Und was, wenn du morgen wieder Angst bekommst?* reckte ich ein imaginäres Schild entgegen, auf dem in fetten Lettern stand: *STOPP*! Täte ich es nicht, würde sich die Angst wieder in mein Leben graben, hineinbohren, hindurchfressen; in kürzester Zeit würde sie ihre unheilvolle Dynamik entfalten, denn sie führte ein Eigenleben, die Angst. Wie ein Parasit.

Das ließ ich nicht zu.

»Alle Kinder in meiner Klasse fliegen in den Urlaub. Elias war schon in Amerika, Lukas in Tunesien und Katharina fliegt mit ihren Eltern in den Sommerferien nach Thailand.« Mats beklagte sich nicht, doch in seinem Gesicht lag ein Ernst, der mir wehtat.

Wir fuhren seit Jahren nach Dänemark.

Weiter hatte ich mich nie getraut.

Vor dem Fliegen graute mir.

Wenig später luden meine Eltern Mats ein, mit ihnen in den Osterferien nach Gran Canaria zu fliegen. Als ich sah, mit welcher Freude Mats seinen Koffer packte, wie gründlich er überlegte, was er mitnehmen sollte, wurde ich traurig. Ich gönnte meinem Sohn dieses Erlebnis. Und litt, weil nicht ich es war, mit der er seine erste Flugreise unternahm.

Mats kam bereits in die Pubertät, bald würde er nicht mehr mit seinen Eltern in den Urlaub fahren wollen. Mit Lennart könnte ich es noch erleben, doch mit meinem großen Sohn würde ich wahrscheinlich nie einen Urlaub in fernen Ländern verbringen. Wir hatten eine Möglichkeit vertan, die sich nie wieder bieten würde.

Ab und zu packte mich großes Bedauern.

Wäre unser Leben anders verlaufen, wenn ich weniger Zeit mit der ersten Therapie zugebracht hätte?

Inzwischen stellte ich mir diese Frage häufig.

Die erste Therapie hatte den Druck gemildert. Ich erfuhr, dass ich nicht allein war mit meinem Problem, und begann, manche meiner Werte und Normen infrage zu stellen. Die Gespräche erleichterten mein Leben; einen grundlegenden Wandel brachten sie nicht.

Erst die zweite Therapie, das Üben dessen, was ich fürchtete, hatte mein Leben verändert und mich zu einem selbstbewussteren Menschen werden lassen. Hätte ich früher auf einer Konfrontationstherapie bestanden, würde ich seit Jahren so leben. Ich hatte viel Zeit verloren. Ich hatte einfach nicht rechtzeitig bemerkt, dass Reden allein nicht half.

Dann wieder erschienen mir die Jahre als eine Entwicklung. Stationen auf einem Weg, eine führte zur anderen. Ich war gereift. Vielleicht wäre ein solches Wagnis Jahre zuvor gar nicht möglich gewesen?

Es war eine leise Verwandlung, wie damals. Schleichend und düster. Sie kam mit dem Herbst.

Mein Mann wirkte trübe, manchmal bedrückt. Es gab Tage, an denen er unfähig war aufzustehen; reglos blieb er im Bett liegen, starrte vor sich hin. Manchmal saß er teilnahmslos auf dem Sofa, nichts interessierte ihn. Dann war er plötzlich wieder der Alte. Bis sich erneut Düsternis über ihn senkte. Ich sah in sein Gesicht, seinen leeren Blick, und mir wurde kalt. Sven schien versunken in einer Welt, zu der ich keinen Zutritt hatte.

Wieder war ich auf mich gestellt.

Diesmal verbrachte mein Mann Wochen im Krankenhaus und in einer psychosomatischen Kurklinik. Nichts linderte die Depressionen. Sein Gemüt wandelte sich, er war nicht mehr der Mensch, den wir kannten.

Ich kümmerte mich um die Kinder und den Haushalt. Versuchte, unseren Söhnen zu erklären, was mit ihrem Vater geschah. Versuchte, mich gegen den Sog zu wehren, der uns mit sich riss, den Sog der Depression, der jeden in der Nähe des Kranken unweigerlich erfasste, verschlang, verzehrte.

Ich sorgte mich um meine Familie, unsere Zukunft.

Ich versuchte, die Last aufzufangen, meinen Kindern, meinem Mann das Leben zu erleichtern.

Ich spürte, wie meine neu gewonnenen Kräfte schwanden.

Nach Monaten verabredete ich einen Termin beim Neurologen. »Haben Sie schon einmal über einen Aufenthalt in einer psychosomatischen Klinik nachgedacht?«, fragte er, nachdem er mich untersucht und Erschöpfung diagnostiziert hatte.

»Ja. Und ich habe mich immer dagegen gewehrt.«

»Sie kämen zur Ruhe.« Er sah mich an, mit einem Blick, der keine Antwort erwartete.

Auch meine Therapeutin hatte mehrmals einen Klinikaufenthalt empfohlen. Eine stationäre Therapie wäre intensiver als eine ambulante; ich könnte festigen, was ich erarbeitet hätte.

»Das ist unmöglich«, sagte ich. »Mein Mann ist krank. Wer soll sich um die Kinder kümmern?«

»Und wenn Sie morgen einen Unfall hätten und sechs Wochen im Krankenhaus lägen?«

»Natürlich würde das gehen, irgendwie. Aber …«

»Aber?«

»Ich muss darüber nachdenken«, sagte ich.

Der Gedanke setzte sich fest.

Eines Tages sprach ich mit meinen Eltern. »Selbstverständlich, Anna. Wir ziehen zu euch und kümmern uns um alles. Mach dir keine Sorgen.« Doch ich machte mir Sorgen. Mutter war gesundheitlich angeschlagen, beide waren nicht mehr die Jüngsten. Ich fragte mich, ob sie und Vater es schaffen würden, statt ihres Zweipersonenhaushalts plötzlich einen Fünfpersonenhaushalt zu versorgen.

»Mach dir keine Sorgen, Anna«, sagten sie noch einmal, beide. »Wir tun es gern.«

Ich beschloss, mich über entsprechende Kliniken zu informieren.

Die Luft in dem riesigen Möbelhaus war schwer und abgestanden. Nach wenigen Minuten fühlte ich mich benommen. Mich schwindelte.

»Was ist?«, fragte mein Mann, der mit seinen schweren Winterstiefeln neben mir durch das Foyer stapfte.

»Ich fühle mich, als hätte ich eine starke Tablette genommen.«

Ich atmete langsam, tief in die Brust, in den Bauch.

»Papa und ich gehen zu den Schreibtischen«, rief Mats.

»Dann schauen wir uns schon mal die Matratzen an«, sagte meine Mutter.

»Geht es wieder?«, fragte Sven. Ich nickte.

Mats und mein Mann nahmen die Rolltreppe in den ersten Stock. Wir fuhren in die Bettenabteilung im Untergeschoss. Mats brauchte neue Möbel.

Bald wurde die Benommenheit wieder stärker. Wie Wasser durch einen Abfluss rauschte, so floss die Kraft aus meinem Körper. »Ich muss an die frische Luft.«

Die Stimmen um mich herum sirrten wie aufgeregte Hornissen. Mein Herz begann zu stechen, zu hecheln.

Alles Blut in meinem Körper sackte in die Füße.

Wie ein schwerer Stein, der hinabstürzte.

Ich würde in Ohnmacht fallen.

Gleich. Ich war sicher, so sicher. Grausame Sicherheit.

»Anna, das ist bestimmt ein Panikanfall.«

»Nein, Mama. Das ist keine Panik. So etwas habe ich noch nie erlebt.«

Stiche im Herz.

»Bitte ruf einen Notarzt, Mama.«

»Anna, das ist sicher ein Panikanfall und gleich vorbei. Atme, wie du es gelernt hast.«

»Mama, ich sterbe.«

»Beruhige dich, es geht gleich vorüber.«

»Bitte, ruf einen Notarzt.« Ich hörte meine Stimme. Sie klang ruhig und sachlich. *Ich denke, ich kaufe jetzt das Bett dort drüben* – so ruhig sprach diese Stimme.

Aber da war dieses ringende Herz.

»Atme, Anna, atme!«, rief Mutter, während sie mich am Arm nach draußen auf den Parkplatz führte

»Ich sterbe.«

»Anna …!«

Dann war es vorbei. Der Pulsschlag verlangsamte sich, das Herz kam stotternd zur Ruhe.

Ich lehnte mich gegen den Kotflügel des Autos. Meine Mutter öffnete die Beifahrertür. Ich sank in den Sitz. Atmete tief.

Doch unvermittelt brannte das Herz lichterloh auf. Eine Flamme schoss wild empor, griff um sich, fraß alles, worauf sie stieß, fraß mit rasendem Hunger, zügellos, ewig.

Ich sprang aus dem Auto.

Lief umher.

Lief, um nicht in Stücke zu zerbersten, in tausend Stücke, zersprengt von dieser maßlosen Unruhe.

»Mama, bitte, ich halte es nicht mehr aus. Ich muss zu einem Arzt.«

Das Gesicht meiner Mutter war grau vor Sorge.

»Bitte lass Sven und Mats ausrufen.«

Sie eilte ins Möbelhaus.

Minuten vergingen, Stunden, Ewigkeiten.

Sie kam zurückgeeilt.

Lichtjahre später schlenderten Mats und mein Mann über den Parkplatz, steuerten auf den Wagen zu, lachend. Sie hatten die Durchsage überhört.

Während wir nach Hause fuhren, weinte ich, haltlos, hilflos, hemmungslos.

Dieses Toben!

Diese Unruhe!

Diese maßlose Angst, mich aufzulösen!

Diese Angst, meine Seele zu verlieren!

Die Panikattacke – und es war eine, das erkannte ich später ebenfalls – gab den Ausschlag.

Sie war aus heiterem Himmel gekommen.

Hatte mich gepackt, mit eisernen Klauen.

Hatte die Angst vor der Angst wieder angefacht.

Ich hatte Angst, noch einmal in das Möbelhaus zu fahren. Ich wusste, dass der Ort nichts mit der Panik zu tun hatte.

Dennoch erschien er mir gefährlich, gefährlich weit entfernt von meinem sicheren Zuhause.

Diese Anzeichen – ich kannte sie.

Ich meldete mich in einer psychosomatischen Klinik an.

Zwei Tage zuvor waren Flugzeuge in das World Trade Center gestürzt und hatten die Türme und die unbekümmerte Sicherheit der Menschen der westlichen Welt in Schutt und Asche gelegt. Am Morgen des dreizehnten Septembers hielt mein Vater vor unserem Haus, ich verabschiedete mich von meinen Söhnen, meiner Mutter, nahm den Koffer und ging zur Tür.

Mein Mann begleitete mich. Die Fahrt dauerte nicht einmal eine Stunde. Die psychosomatische Klinik lag inmitten von Wäldern, Seen und Wiesen, ein Komplex aus roten Backsteinhäusern. »Hier wird es dir gefallen«, sagte mein Vater.

Sven sah traurig aus. Ich wusste nicht, ob es an der bevorstehenden Trennung oder an seiner Krankheit lag. Sechs Wochen würde ich bleiben; nie zuvor war ich so lange von zu Hause fort gewesen.

Ich fürchtete und freute mich.

Wir betraten die Eingangshalle. Vor hohen Fenstern standen Stühle und niedrige Tische. Die Dame an der Rezeption trug eine Brille und eine blaue Weste und erinnerte mich an eine Lehrerin in der Grundschule, die ich sehr gemocht hatte.

Mein Vater stellte meinen Koffer ab. Mein Mann küsste mich. Ich fühlte mich, als würde ich zu einer abenteuerlichen Expedition aufbrechen.

Das Zimmer lag im dritten Stock, am Ende eines langen Flures. Es war ein Einzelzimmer, darauf hatte ich bestanden, groß und licht. Es hatte ein Bad und einen Balkon, ein Bett, einen Schreibtisch, einen Schrank. Mir war, als wäre ich in einem Hotel.

Dann spülte eine Flut von Formalien über mich hinweg.

Eine Klinikmitarbeiterin erklärte mir die Notruftaste des Telefons und die Hausordnung, informierte über Schweigepflicht, Essenszeiten sowie regelmäßig auszufüllende Fragebögen und Testunterlagen.

Um dreizehn Uhr hatte ich einen Termin bei meiner Bezugstherapeutin, um fünfzehn Uhr bei meiner Bezugsärztin, später wartete der Co-Therapeut.

»Ach, und bevor ich es vergesse«, rief die Klinikmitarbeiterin. »Um vierzehn Uhr findet die Patientenkonferenz statt!«

Ich nickte, stumm, erschöpft.

Als die Tür zufiel, füllte Ruhe den Raum, versöhnliche, wohltuende Ruhe. Einen Moment lag ich auf dem Bett, dann stand ich auf. Ich ging ins Bad und wusch mir das Gesicht.

Später zog ich die Gardinen zurück und öffnete die Fenster. Vor dem Balkon stand ein Ahorn; ein leichter Wind fuhr durch die gezackten, schimmernden Blätter. Die Herbstsonne schien dottergelb.

Die Schlösser meines Koffers schnappten auf, als ich sie berührte; das Geräusch klang kalt und fremd in diesem Raum. Ich zog einen Pullover über und bürstete mein Haar.

Der Speisesaal war riesig und ein Schwall von Geräuschen und Gerüchen schlug mir entgegen, als ich ihn betrat.

Klapperndes Besteck, Teller, die aufeinander gestapelt wurden, Stimmen, laute, leise. Es roch nach Bohnen.

Überall saßen Menschen an den Tischen, Menschen, die ich noch nie gesehen hatte, die ich nicht kannte, wo setzte ich mich hin?

Eine Frau in einem weißen Kittel wies mir einen Platz zu. Die Patienten am Tisch sahen auf. Ich grüßte höflich. Ein Mann und eine Frau lächelten.

Die Hähnchenkeule rutschte durch die Soße, als ich mit der Gabel hineinstach. Die anderen löffelten bereits ihren Obstsalat.

Eine Frau erzählte von ihrer Spinnenphobie. Die Bohnen in meinem Mund quietschten beim Kauen.

Ich sehnte mich nach einem vertrauten Menschen.

Pünktlich um dreizehn Uhr stand ich vor dem Zimmer meiner Bezugstherapeutin; es lag meinem genau gegenüber.

»Willkommen in unserer Klinik«, sagte die Therapeutin, eine Frau mit schwarzem Pagenkopf; ich schätzte sie auf Ende zwanzig. Sie zog ein Bein leicht nach, als sie auf zwei lederbezogene Freischwinger zuging. »Bitte«, sagte sie. Wir setzten uns.

»Wie geht es Ihnen?«

Im selben Moment schossen mir Tränen in die Augen. Sie flossen wie Wasser, es gab kein Halten.

»Entschuldigung.« Ich suchte nach einem Taschentuch. »Das ist eigentlich nicht meine Art.«

Die Therapeutin musterte mich erstaunt.

»All das Neue«, stammelte ich. »Der Abschied, verstehen Sie? Meine Familie, die ich zurückgelassen habe, ich mache mir Sorgen.« Ich putzte die Nase. »Entschuldigung.« – Die Tränen waren nicht zu stoppen.

»Außerdem habe ich gerade meine Tage bekommen und Migräne«, schluchzte ich. »Dabei freue ich mich doch, hier zu sein. Ich möchte mich erholen, einfach mal zur Ruhe kommen und über mein Leben nachdenken.«

»Dazu haben Sie hier viel Zeit.« Ihr Ton war mitfühlend.

»Es tut mir Leid, dass ich heule. Ich bin sonst nicht so. Es ist nur … – ich fühle mich unendlich erschöpft.«

Ich wischte die Tränen mit dem Taschentuch weg..

»Schildern Sie mir erst einmal Ihre Geschichte, bitte.«

Ich begann zu erzählen. Vom Schwindel in der Schule und der ersten Panikattacke in der Seilbahn, dem angstvollen eingeschränkten Leben nach Mats' Geburt und der ersten Therapie, von den Jahren danach, in denen ich mich arrangierte, von Lennarts Geburt und meiner wachsenden Unzufriedenheit; von der zweiten Therapie, die endlich den Durchbruch brachte. Von der überraschenden Panikattacke im Möbelhaus ein Jahr danach. Von den Depressionen meines Mannes, die seit einem Dreivierteljahr unser Leben bestimmten.

Mir war, als würde sie nur ungefähr verstehen, wovon ich sprach.

Als ich geendet hatte, herrschte Stille.

Draußen im Garten sangen die Vögel.

Die Tränen liefen immer noch.

»Besprechen wir Ihren Behandlungsplan«, sagte die Therapeutin und griff nach einem Papier. »Ich bin für die Dauer Ihres Aufenthaltes Ihre Bezugstherapeutin. Bei mir haben Sie jede Woche einen Termin zur Einzeltherapie.«

»Nur einen Termin?«

»Ja. Darüber hinaus findet zweimal pro Woche Gruppentherapie für alle Patienten der Station statt, und, ebenfalls zweimal, die Patientenbegleitung. An diesen Terminen nimmt kein Therapeut teil. Dreimal pro Woche haben Sie Sporttherapie.« Während sie sprach, trug die Therapeutin Termine in einen Stundenplan ein. »Die Teilnahme an diesen Veranstaltungen ist Pflicht. Darüber hinaus können Sie weitere Kurse besuchen: Gestaltungstherapie, Kunsttherapie, physikalische Therapie. Abends gibt es Angebote in Baumwurzelarbeiten, Selbstverteidigung, Seidenmalerei.«

Sie schob den Plan über den Tisch zu mir. Mit blauem Kugelschreiber waren Termine notiert, Räume, Namen. Ein engmaschiges System aus Verpflichtungen und Angeboten. Es legte sich um mich wie ein Mantel.

»Danke«, sagte ich und wischte die Tränen aus dem Gesicht.

»Ich wünsche Ihnen einen guten Aufenthalt«, sagte die Therapeutin und gab mir die Hand.

An meiner Tür hing ein Zettel. Eine Frau erbot sich, mich durch die Klinik zu führen. Ich nahm das Blatt ab und schlüpfte in mein Zimmer, froh, niemandem zu begegnen.

Zehn Minuten später lief ich den Flur hinunter zum Gruppentherapieraum, in dem die wöchentliche Patientenkonferenz stattfand.

»Kommen Sie«, sagte eine Frau, als ich mich zögernd umschaute. »Sie sind heute erst angekommen, nicht wahr? Ich habe Sie von meinem Balkon aus gesehen.«

Ich nickte, grüßte und stellte mich vor. Die Frau deutete auf Stühle, die zu einem Kreis zusammengeschoben worden waren. Ich setzte mich.

Es dauerte nicht lange, und ich befand mich inmitten einer Gruppe streitender, schimpfender Menschen, Männer und Frauen, die einander zu überzeugen oder wenigstens zu übertönen versuchten; einer beschwerte sich über nächtliche Gespräche auf dem Stationsflur, jemand anderes über Terminverschiebungen und nicht leer geräumte Waschmaschinen. Eine Frau klagte, die Terroranschläge in New York und Washington hätten sie die ganze Nacht nicht schlafen lassen.

Mir schwirrte der Kopf.

Nur mit Mühe konnte ich die Tränen unterdrücken.

Den Aufenthalt in einer psychosomatischen Klinik hatte ich auch deshalb immer gefürchtet, weil ich erwartete, dort auf Menschen mit schweren psychischen Leiden zu treffen, Menschen, denen es schlechter ging als mir und die bestürzende und verstörende Dinge erzählten. Doch es war dieser Streit, die enorme Lautstärke, die mir zusetzten.

Ich verspürte den starken Wunsch, das Zimmer zu verlassen.

»Guten Tag. Ich bin Ihre Bezugsärztin«. Eine junge Frau drückte fest meine Hand. »Hereinspaziert.« Nett, dachte ich, aber etwas burschikos.

Die Ärztin untersuchte mich, maß den Blutdruck und testete meine Reflexe. »Haben Sie neben Ihrer Angststörung weitere Probleme?«, fragte sie, als ich mich wieder anzog.

»Ab und zu leide ich an Migräne.« Sie notierte das und fragte dann, ob ich Medikamente nähme.

»Gelegentlich Antidepressiva«, antwortete ich.

»Wie kommen Sie damit zurecht?«

»Gut. Sie stützen mich.« Sie fragte nach Marke, Dosis, Nebenwirkungen und Dauer der Einnahme. Alles wirkte sehr geschäftsmäßig. Dann reichte sie mir einen gelben Zettel.

»Damit gehen Sie bitte ins Medizinische Zentrum, dort wird man Ihnen Blut abnehmen. Die Antidepressiva geben Sie bitte ab. Während Ihres Aufenthaltes bei uns werden alle Medikamente von der Klinik und nach meiner Verordnung gestellt. Sie bekommen Ihre Mittel am Tag der Abreise zurück. Sollten Sie Beschwerden haben, können Sie jederzeit zu mir kommen, außerhalb meiner Sprechzeiten wenden Sie sich bitte an unser Medizinisches Zentrum. Es ist rund um die Uhr besetzt.«

Ich bedankte mich und eilte zum Co-Therapeuten.

»Ich bin hier das *Mädchen für alles*«, sagte ein blonder Mann mit französischem Akzent. Er war der erste Mitarbeiter, der nicht jünger war als ich. »Ich werde Sie in progressiver Muskelentspannung anleiten, messe Ihren Blutdruck und helfe Ihnen bei der Beantwortung der wöchentlichen Kontrollbögen.« Ich nickte und trug drei weitere Termine in meinen Stundenplan ein.

Später ging ich in mein Zimmer, schloss die Tür und drehte den Schlüssel herum. Einmal. Zweimal.

Fiel aufs Bett. Und weinte.

Dann klopfte es.

»Haben Sie meinen Zettel an Ihrer Tür gefunden?«, fragte eine dunkelhaarige Frau. Sie trug einen Hosenanzug und sah elegant aus.

Sie führte mich durch das Haus. Zeigte mir die Sitzecke, den Gruppenraum, den Computerraum, die Sonografie, die Cafeteria für Besucher, das Schwimmbad, den Tischtennisraum, den Billardtisch, den Fotokopierer, die Bibliothek, die Waschküche, die Turnhalle, die Krankengymnastikräume, die Ergometer, die Sauna, den Vortragsraum.

Als ich unter meine Bettdecke kroch, war ich froh, dass der Tag zu Ende ging.

Ich absolvierte mein festgelegtes Therapieprogramm. Wann immer es möglich war, zog ich mich in mein Zimmer zurück.

Ich suchte Ruhe.

Ich war sehr unruhig.

Obwohl ich den Klinikaufenthalt gewollt hatte, vermisste ich Mats und Lennart und rief sie täglich an. Ich sorgte mich um meinen Mann und meine Eltern. Wie meine Familie wohl ohne mich zurechtkam?

Ich hatte Heimweh.

Ich weinte.

Ich fühlte mich matt und benommen, manchmal schwindelte mich. Nie zuvor hatte ich Schwierigkeiten gehabt, Kontakte zu knüpfen; nun wagte ich mich kaum in den Gemeinschaftsraum. Einen Schritt auf fremde Menschen zuzugehen erschien mir kraftraubend wie eine Weltumrundung.

Doch ich suchte die Ruhe auch, um nachzudenken.

Ich wollte Ordnung in mein Leben bringen. Ich suchte nach Wegen, mit der Krankheit meines Mannes umzugehen. Suchte nach Wegen, meine eigene Entwicklung voranzutreiben, nicht zurückzufallen.

Ich wollte die Zeit in der Klinik nutzen, konzentriert an mir zu arbeiten.

Am ersten Wochenende nach meiner Ankunft besuchte mich meine Familie. Ich umarmte Lennart, als hätte ich ihn hundert Jahre nicht gesehen, küsste Mats und Sven und herzte Mutter und Vater wie wieder aufgetauchte Verschollene.

Wir spazierten um den See, tranken Kaffee auf einem Bootsanleger und blinzelten in die Sonne.

Erleichtert hörte ich meiner Mutter zu, die erzählte, wie reibungslos das Leben ihrer improvisierten Wohngemeinschaft funktionierte.

Als ich Montagmorgen zum Einzelgespräch mit meiner Therapeutin ging, fühlte ich mich leicht und froh.

Der Sporttherapeut war ein kleiner kräftiger Mann mit rotblondem Haar und Backenbart, der uns zu den aberwitzigsten Übungen animierte.

An diesem Morgen teilte er die Gruppe auf. »Sie sind die Roboter«, sagte er zur einen Hälfte. »Sie sind die Programmierer.« Ich grinste. Ahnungslos wie ich war, gehörte ich ausgerechnet zu den Programmierern.

»Die Programmierer müssen dafür sorgen, dass die Roboter für alles, was sie tun sollen, die richtigen Kommandos bekommen. Die Kommandos sind einfach. Ein Tippen mit dem Finger auf den Kopf bedeutet: geradeaus gehen. Ein Tippen auf die rechte Schulter heißt: nach rechts gehen. Ein Tippen auf die linke Schulter: nach links gehen. Und die Hand auf dem Rücken bedeutet: rückwärts gehen. Alles klar?«

Wir Programmierer nickten.

Der Sporttherapeut besprach sich leise mit der Robotergruppe. »Alles klar?«, fragte er schließlich. Die Roboter nickten.

»Also, es geht los. Schalten Sie Ihre Roboter ein und steuern Sie sie durch die Halle.«

Ich hatte zwei Roboter. Eine ältere Dame mit Sommersprossen und gescheiten grünen Augen. Sie lächelte maliziös. Und einen jungen Mann mit teigigem Körper und Akne.

Ich schaltete beide ein. Und tippte mit den Zeigefingern auf ihre Köpfe.

Meine Roboter marschierten los.

Ich tippte links. Meine Roboter wandten sich nach links.

Ich tippte rechts. Meine Roboter wandten sich nach rechts.

Ich tippte gegen ihre Hinterköpfe und meine Roboter marschierten geradeaus. Die alte Dame steuerte direkt auf einen anderen Roboter zu. Im letzten Augenblick programmierte ich sie auf Rückwärtsgehen um. Doch als ich einen Schritt zurück machte, stieß ich mit einem anderen Roboter zusammen, dessen Programmierer völlig aufgelöst überlegte, wo links und wo rechts war. Mein männlicher Roboter stieß unterdessen mit dem Rücken gegen die Hallenwand. Ich rannte hinüber und programmierte ihn auf Vorwärtsgehen. Derweil rannte die alte Dame gegen die gegenüberliegende Hallenwand. Ich raste zu ihr.

Nach einer Weile hechelten alle Programmierer wie atemlose Hunde.

»Warum verursachen Sie sich unnötigen Stress?«, fragte der Sportlehrer seelenruhig. »Ich habe nicht gesagt, dass alle Roboter sinnvolle Sachen tun müssen. Sollen Sie doch auf der Stelle treten! Macht doch nichts. Davon geht kein Roboter kaputt.«

Ich starrte ihn an wie den Mann im Mond.

Doch er hatte Recht. Er hatte auch nicht gesagt, dass wir hinter den Robotern hinterherhechten mussten. Ich selbst hatte mir das Ziel gesetzt, meine Roboter nur in perfekten, geraden Linien durch die Halle marschieren zu lassen. Ja, ich hatte nicht einmal darüber nachgedacht. Automatisch hatte ich allerhöchste Maßstäbe angesetzt.

Ein anderes Mal warf uns der Sporttherapeut kleine Bälle zu. Wir sollten sie fangen und zurückwerfen. »Klasse«, dachte ich. Werfen mochte ich noch nie.

»Und nun wird's ein bisschen schwieriger«, rief der Sporttherapeut. »Jetzt fangen und werfen Sie mit angewinkelten Armen.«

»Das kann ich nicht«, sagte ich.

»Jedes Kann-ich-nicht kostet Sie ein Bier.«

Ich lachte und fragte mich, ob ich richtig gehört hatte.

»Kann-ich-nicht gibt es nicht«, sagte er und sah mich herausfordernd an.

»Na ja …«, lenkte ich ein.

»Und jetzt fangen und werfen alle mit einer Hand«, rief er in die Halle.

»Das ist aber wirklich schwierig!«, protestierte ich.

»Sie können mehr, als Sie denken«, antwortete er gelassen. Dabei nahm er mir den Ball aus der Hand. »Bewerten Sie die Dinge nicht sofort. Probieren Sie sie erst einmal aus.« Er trat zwei Schritte zurück und warf.

Ich fing den Ball. Mit einer Hand.

Wieder hatte er Recht gehabt.

Ich versuchte, meinem Zimmer eine persönliche Note zu geben.

Im Ort hatte ich Blumen gekauft. Meine Familie hatte mir eine Palme geschenkt. Ich lag auf dem Bett, betrachtete ihre spitzen Blätter, die bunten Blüten, folgte dem Wind, der in die Blätter der Bäume vor meinem Balkon blies, sie mal streichelte, mal an ihnen zauste. Ich ließ den Blick schweifen und die Gedanken.

Dieses Zimmer gehörte nur mir.

Noch nie hatte ich so viel Raum für mich gehabt.

Noch nie hatte ich so uneingeschränkt über meine unmittelbare Umgebung bestimmen können.

Noch nie war ich so frei von Verantwortung und Zuständigkeit gewesen.

Es war eine wunderbare Erfahrung.

Mein Heimweh schwand. Ich sehnte mich nicht nach Besuch.

Ich war zufrieden mit mir und sehr froh.

Progressive Muskelentspannung hatte ich vor Jahren in einem Kursus gelernt. Zu Hause wendete ich die Übungen eine Weile an. Irgendwann hörte ich wieder auf.

Nun ging ich dreimal in der Woche zum Co-Therapeuten unserer Station. An manchen Tagen übten wir im Sitzen, an manchen im Liegen.

Langsam spannte ich die Finger, die Hände zur Faust.

Hielt die Spannung auf höchstem Niveau.

Stellte mir ein Bild der Ruhe vor.

Dachte: *entspannen* – sprach das Wort still in mich hinein.

Atmete aus.

Entspannte die Finger, die Hände.

Nacheinander spannte ich die Arme, die Schultern, das Gesicht, den Rücken, den Bauch, die Beine an, hielt die Spannung und entspannte.

Am Ende forderte der Co-Therapeut uns auf, uns noch einmal ein Bild der Ruhe vorzustellen. »Malen Sie sich eine Situation aus, in der Sie sich wohl fühlen. Malen Sie sie sich in bunten Farben aus, bauen Sie Geräusche ein, die dazu gehören, versetzen Sie sich mit allen Sinnen und Ihrer ganzen Fantasie in dieses Bild.«

Ich sah mich im Wald auf einer Lichtung sitzen, auf einer Bank, umgeben von Vogelgezwitscher und Bäumen. Die Ruhe war wohlig.

»Dieses Bild können Sie, wenn Sie mehr Übung haben, im Alltag abrufen und es wird Ihnen helfen, sich zu entspannen.«

Es machte Spaß. Es half, meinen Körper besser zu spüren.

Dennoch gab es Situationen, in denen es mir schwer fiel, Zeichen meines Körpers wahrzunehmen und richtig zu deuten.

Fühlte ich mich matt, weil ich müde war?

Sollte ich lieber zu Hause bleiben?

Oder war die Mattigkeit ein Angstsymptom?

Wollte ich den Besuch in dem neuen Großkino vermeiden?

Oft hatte ich mich in solchen Fällen entschieden zu gehen. Manchmal war es ein Fehler gewesen; müde hatte ich mich durch eine uninteressante Vorstellung gequält.

Alle fünfundzwanzig Männer und Frauen auf der Station litten unter Angststörungen oder Depressionen. Selten habe ich so viel gelacht wie mit ihnen.

Abends trafen sie sich im Gemeinschaftszimmer der Station, spielten Karten oder unterhielten sich. An manchen Abenden schloss ich mich an. Füreinander waren wir Gleichgesinnte, Verbündete. Doch sprachen wir fast nie über unsere Ängste; diese Gespräche fanden nur während der therapeutischen Sitzungen statt. Es herrschte eine freundliche, entspannte Atmosphäre; ganz anders, als ich mir den Aufenthalt in einer psychosomatischen Klinik vorgestellt hatte.

Ich lernte viele sehr sympathische Menschen kennen.

Die Treffen zur Gruppentherapie waren aufwühlend und anstrengend.

Ein Patient war überfallen worden; seither litt er unter Angst, verließ das Haus kaum, Freundschaften waren zerbrochen, seine Frau hatte ihn verlassen.

Eine Patientin war über Jahre in ihrer Firma bespitzelt und bedroht worden. Hinter ihrem Rücken setzten Kolleginnen Gerüchte in die Welt, integrierten gegen sie und sabotierten ihre Arbeit. Am Ende kündigte die Frau. Sie fand keine neue Stelle. Inzwischen war sie Frührentnerin.

Mehrere Patientinnen litten unter generalisierten Angststörungen, so wie ich.

Die Sitzungen begannen stets damit, dass alle Patienten kurz schilderten, wie es ihnen ging. Dienstags leiteten die Therapeuten dann zu einem allgemeinen Thema über, das eingehender besprochen wurde. Mal war es der Teufelskreis der Angst oder die Selbstbeobachtung, mal waren es die drei Komponenten der Angst oder die vier Arten von Angstanfällen. Psychische und physische Zusammenhänge wurden erklärt.

Einzelne Patienten berichteten von persönlichen Erfahrungen. Gelernt hatte ich diese Verhaltensmaßnahmen und Strategien der Angstbewältigung bereits in der Therapie. Doch entdeckte ich Details, die ich bereits vergessen hatte. Ich stieß auf Aspekte, die plötzlich in einem anderen Zusammenhang erschienen.

Donnerstags schlugen die Patienten ein Thema vor, das sie eingehender besprechen wollten. An manchen Vormittagen herrschte Schweigen; dann hakten die Therapeuten nach. Vor allem Männer waren zurückhaltend; mir schien, sie sprachen ungern über ihre Krankheit, um sich keine Blöße zu geben. So wie sie hatte ich auch einmal gedacht; es war lange her. Am Ende gab es immer jemanden, der sich etwas von der Seele reden wollte, und die anderen hörten zu.

Manchmal machte jemand einen Vorschlag oder berichtete von eigenen Erlebnissen.

Eine Frau hatte gute Erfahrungen mit Maltherapie gemacht; sie hatte ihr geholfen, sich selbst besser kennen zu lernen.

Ein Mann warnte vor Selbsthilfebüchern; sie könnten die therapeutische Auseinandersetzung nicht ersetzen.

Oft war ich froh, wenn der Therapeut die zweistündige Sitzung für eine kurze Pause unterbrach. Auf dem Flur standen einzelne Patienten und weinten. Jedes Schicksal berührte mich. Auch wenn die Krankheitsbilder mancher Patienten sich von meinem unterschieden, profitierte ich von den Gesprächen. Sie bestärkten mich immer wieder, mich der Angst zu stellen.

Sie nicht zu bekämpfen.

Sie kommen zu lassen und auszuhalten.

Damit sie ging.

Im Erstgespräch hatte ich meiner Bezugstherapeutin von der Panikattacke im Möbelhaus berichtet. Da es nicht weit von der Klinik entfernt lag, bat ich, eine der so genannten Expositionsübungen, die zur Therapie gehörten, in diesem Möbelhaus machen zu können.

Am Morgen des verabredeten Tages wartete der Co-Therapeut auf dem Flur. »Guten Morgen«, sagte er. »Sie sehen gut aus.«

»Ich fühle mich aber nicht so.«

»Nein?«

»Ich fürchte mich vor der Fahrt.« Irgendwo klingelte ein Telefon. Hinter einer Tür lachte eine Frau. »Aber Sie sind ja bei mir«, sagte ich. »Sie werden mir helfen, wenn etwas passiert.«

»Ich bin nicht dazu da, Ihnen zu helfen.«

Ich sah ihn an, schockiert.

Der Co-Therapeut fragte nach der Stärke meiner Angst, meiner Anspannung, meinem Befinden. Dann drückte er auf den Türöffner. »Gehen wir«, sagte er.

Bis wir auf dem Bahnsteig ankamen, sagte er nichts mehr. Er war ein schweigsamer, introvertierter Mensch. Während der Anleitung zur progressiven Muskelentspannung sprach er kaum. Auch wenn ich zum Blutdruckmessen zu ihm kam, sprach er kein Wort zu viel. Er war nicht unfreundlich, aber sehr distanziert.

Ich war angespannt. Auf keinen Fall wollte ich mich vor diesem Mann blamieren.

Die Bahn erwies sich als Bummelzug, der aus zwei Waggons bestand und gemächlich durch die Landschaft fuhr, deren Schönheit an mir vorbeiglitt. Zwei-, dreimal machte ich eine Bemerkung, einen Versuch, die Stille zwischen uns zu beenden.

»Konzentrieren Sie sich auf Ihre Umgebung und Ihren Körper«, antwortete der Co-Therapeut. »Lenken Sie sich nicht ab.« Sein französischer Akzent ließ die Worte fließen wie weiche Schokolade.

Ich blickte aus dem Fenster. Mein Herz klopfte, meine Hände zitterten. Ich sehnte mich nach einem lieben Menschen, jemandem, den ich kannte, der nicht so abweisend war, einer Frau, die sich in mich hineinversetzen konnte. Die Bahnfahrt machte mir Angst. Mein Gegenüber, der festgelegte Termin, die Tatsache, dass ich nicht zurück konnte, alles, alles machte mir Angst an diesem fürchterlichen Tag.

Ich fühlte mich vollkommen allein.

Nervös fuhr ich mit den Fingern der rechten Hand um das Handgelenk der linken, fuhr auf und ab, rieb die Haut, spürte die Knochen.

»Wie stark ist Ihre Angst?«, fragte der Co-Therapeut, als die Bahn an einem kleinen Bahnhof hielt.

»Sechzig Prozent.« Krachend schlugen die Türen zu. Schwerfällig fuhr der Zug wieder an.

Zu Fuß marschierten wir den kurzen Weg zum Möbelhaus. Als wir in die Eingangshalle traten, war meine Angst wie weggewischt.

»Ich schlage vor«, sagte der Co-Therapeut, »wir fahren ins oberste Stockwerk.« Schon stand er auf der Rolltreppe.

»Einverstanden«, sagte ich und folgte ihm.

»Wie geht es Ihnen?«, fragte der Co-Therapeut, als wir oben ankamen.

»Gut«, antwortete ich.

»Wovor fürchten Sie sich?«

»Im Moment vor nichts.« Ich wusste, dass meine Panikattacke nicht ursächlich mit dem Möbelhaus zusammenhing.

»Aber deswegen sind wir nicht hergekommen.«

»Nein.« Ich fühlte mich wie ein Schulmädchen, das von seinem Lehrer zurechtgewiesen wurde. »Bislang befürchtete ich, Angst zu bekommen, wenn ich wieder herkäme. Panisch zu werden, verrückt zu werden, *auszuflippen*.«

»Was geschieht, wenn Sie *ausflippen*?«

Wortlos sah ich ihn an.

»Ich meine, werden Sie gewalttätig, werfen Sie mit Gegenständen, wälzen Sie sich auf dem Boden?«

Ich kicherte. »Nein …«

»Muss ich Angst haben?«

»Nein!«

»Was meinen Sie dann mit *ausflippen*?« Etwas Verständnisloses lag in seinem Gesicht, ein Staunen, so wie man ein fremdes Tier betrachtete. »Sind Sie überhaupt schon einmal *ausgeflippt*?«, fragte er unvermittelt.

»Nein.« Es war mir beinahe peinlich.

Kopfschüttelnd ging der Co-Therapeut auf einen Tisch zu. Um uns herum glitzerte Christbaumschmuck. Himmlische Englein fuhren auf weiß bestäubten Schlitten gen Bettenabteilung. Ein dicker Weihnachtsmann wies auf Sonderangebote bei den Einbauschränken hin. Ich griff nach einer bunt schillernden Weihnachtsbaumkugel.

»Lassen Sie das bitte.«

»Warum?«

»Sie sollen sich nicht ablenken. Konzentrieren Sie sich jetzt auf Ihren Körper und Ihre Angstsymptome.«

»Ich habe keine Angstsymptome.«

»Sie meinen, wir sind extra hierher gefahren, und Sie bekommen keine Angst?« Es klang wie ein Vorwurf, nicht wie eine Feststellung, schroff.

Meine Augen wurden feucht.

Ich biss mir auf die Lippe.

»Ach«, sagte der Co-Therapeut und grinste. »Da kommen ja die Tränen. Dann wird die Panik auch nicht mehr lange auf sich warten lassen.«

Er wollte mich provozieren, es war offensichtlich. Ich wurde wütend. Ich weinte nicht, weil ich Angst hatte; es waren sein Ton und meine Hilflosigkeit, die mir die Tränen in die Augen trieben.

Der Co-Therapeut wandte sich zur Rolltreppe. »Ich gehe jetzt. Ich sage Ihnen nicht, wann ich zurückkomme. Aber ich komme zurück. Bis dahin bleiben Sie hier, allein, fassen nichts an und konzentrieren sich auf Ihren Körper.« Sein blondes Haar sah aus wie Stroh.

Ich schaute ihm nach, bis er verschwunden war. Lustlos wanderte ich durch die Weihnachtsdekoration, vorbei am Restaurant, zurück zu den bunten Kugeln, hin zu den Christbaumspitzen, den gusseisernen Christbaumständern, den Kerzen, vorzugsweise in Rot, Weiß und Bienenwachsgelb. Ich langweilte mich zwischen Lametta und Engelshaar.

Ich hatte keine Angst.

Über das Geländer hinweg, das in einem weiten Kreis die Rolltreppen umgab, entdeckte ich den Co-Therapeuten. Er saß eine Etage tiefer auf einem Sofa. So ein Blödsinn, dachte ich. Hätte ich tatsächlich Angst bekommen, würde dieser eine Blick genügen, um mir zu versichern, dass ich nicht allein wäre, und die Angst wäre verschwunden.

Wieder wurde ich wütend. Trabte vorbei an Spekulatiusformen und Rezeptsammlungen für Weihnachtskekse, an Rauschgoldengeln und Miniaturelchen, an Schlitten und Krippen, in denen Maria und Josef ihr Kindlein bestaunten. Herr im Himmel.

Es war empörend! Eine Stunde herumspazieren und sich auf sich selbst und die Angst konzentrieren – das konnte Angst machen!

Ich lehnte mich an die Wand neben den Fahrstühlen. Der Marmor war angenehm kühl.

»Geht es Ihnen nicht gut?«, fragte eine Frau in einem Persianer.

»Doch, alles in Ordnung«, log ich.

Mit einem Mal schwindelte mich. Eine Klingel ertönte, der Fahrstuhl öffnete sich. Die Frau im Persianer stieg ein. Auf der Rolltreppe entdeckte ich das strohblonde Haar des Co-Therapeuten.

»Wie geht es Ihnen?«, fragte er.

»Nicht gut.«

Es schien ihn zu freuen. »Stellen Sie sich bitte hier hin.« Er trat zurück, sodass er mehrere Schritte von der Mauer entfernt vor den Fahrstuhltüren stand. Ich folgte ihm.

Haltlos, schutzlos, mitten hinein in den Raum.

Taumelte leicht.

Wie peinlich, dachte ich.

Alle starrten mich an.

Der Schwindel wuchs. Mein Herz hämmerte, meine Hände zitterten, die Füße kribbelten. Auch der Co-Therapeut spürte, dass meine Angst stieg. Als eine der Fahrstuhltüren sich öffnete, schob er mich beinahe hinein. Langsam glitt die schwere Tür zu.

Ein Ruck.

Wir fuhren Fahrstuhl.

Ich hielt es aus. Atmete tief in den Bauch hinein.

Wir stiegen aus. Rannten durch die Teppichabteilung; es roch nach Gummi und Kunststoff. Vorbei an Büromöbeln, Tischen, Regalen. Ich wusste, was er vorhatte. Mit einer schnellen Bewegung zog der Co-Therapeut einen Drehstuhl heran. »Setzen Sie sich.« Ich setzte mich. »Ich werde Sie drehen, bis Ihnen schwindelig wird. Dann bekommen Sie endlich Panik.«

Alles drehte sich.

Doch ich bekam keine Panik.

Abrupt stoppte der Co-Therapeut. »Was können wir tun, damit Sie Panik bekommen? Haben Sie einen Vorschlag?«

Ich schüttelte den Kopf. Ich wusste, die Expositionsübung wäre sinnlos, solange ich nicht in Panik geriet.

»Hyperventilieren Sie. Das funktioniert fast immer.«

»Einverstanden. Aber bitte nicht vor allen Leuten. Könnten wir eine ruhige Ecke suchen?«

Er nickte und schob den Drehstuhl neben den Schreibtisch.

Ich fand einen Küchenstuhl, schob das Preisschild beiseite und setzte mich. Stellte beide Füße auf den Boden, die Beine ein wenig geöffnet, ließ die Arme hängen und begann schnell und flach zu atmen.

Bald drehte sich alles.

Nach einer Minute schwitzte ich heftig.

Nach eineinhalb Minuten packte mich die Panik.

»Lassen Sie die Angst kommen, bekämpfen Sie sie nicht.«

Mein Herz!

»Es wird nichts Schlimmes geschehen.«

Dieser Schwindel!

»Steigern Sie sich nicht in die Panik hinein.«

Diese Unruhe!

»Konzentrieren Sie sich auf Ihren Körper.«

Dieses Rauschen!

»Denken Sie nicht an das, was noch kommen könnte.«

Diese Hitze!

»Gehen Sie mit der Angst um, akzeptieren Sie Ihre Angst.«

Diese To-des-angst!

»Atmen Sie tief und ruhig!«

Eins-zwei-drei-vier-fünf-sechs. Ich atmete tief und ruhig.

»Beobachten Sie, wie Ihre Angst nachlässt.«

Die Panik ließ nach.

Mein Körper sackte zusammen.

Bleischwere Beine. Endlose Erschöpfung.

»Fahren wir zurück zur Klinik«, sagte eine Stimme. »Um ein Uhr gibt es Mittagessen.«

Mit Beinen, weich und biegsam wie Geleestäbchen, erhob ich mich.

Auf dem Bahnsteig warteten Unmengen von Kindern und Jugendlichen. Sie lachten und riefen durcheinander und brüllten, manche balgten sich.

»Wollen die alle mit der Bahn fahren?«, fragte ich.

Ein Junge stieß seinen Rucksack in meinen Rücken. Ich taumelte. »Ich möchte nicht einsteigen«, sagte ich, todmüde.

»Sie müssen einsteigen«, sagte der Co-Therapeut. »Die nächste Bahn kommt erst in einer Stunde.«

»Ich will nicht.«

»Bitte, mir ist das egal. Ich steige ein.«

Ich glaubte ihm jedes Wort.

Am Horizont erschien grau die Silhouette der Bahn. Als der Zug hielt, schob der Co-Therapeut sich hinter mich; ich hatte keine Chance. Es blieb nur ein Weg offen. Ich stieg ein.

Eng aneinander gedrängt standen wir in dem Abteil, versanken in einem Meer von Menschen, Stimmen, Lärm. Ich atmete flach. Mein Herz hämmerte.

Als die Bahn in den nächsten Bahnhof einfuhr, sagte der Co-Therapeut: »Treten Sie bitte ein Stück von der Tür zurück.«

Gehorsam schob ich mich ein Stück weiter ins Innere des Zuges.

Als ich den Speisesaal betrat, fühlte ich mich wie eine Puppe ohne Inhalt, eine leere Hülle, ohne jede Kraft.

»Was ist geschehen?«, fragten einige Patienten.

Mein Gesicht war blass, unter den Augen tiefe Schatten.

In den kommenden Nächten packte mich Schüttelfrost. Meine Knochen schmerzten und die Haut spannte und stach vom Frieren. Eine Woche lang aß ich kaum. Ich nahm fünf Kilo ab.

Als ich den Co-Therapeuten traf, fragte er freundlich: »Wie geht es Ihnen?«

»Ich bin erschöpft«, sagte ich.

»Ich ebenfalls«, sagte er.

Jahrelang hatte ich mich nur in meiner unmittelbaren Umgebung sicher gefühlt. Verließ ich das Haus, gab es eine unsichtbare Grenze, bis zu der ich gehen konnte. Darüber hinaus wurde ich panisch. Ich fürchtete, im Ernstfall nicht schnell genug nach Hause laufen zu können; die Wohnung war stets mein Fluchtpunkt gewesen. Nun wollte ich üben, weitere Entfernungen zurückzulegen. Zwei Wochen nach unserem Besuch im Möbelhaus fuhr ich mit dem Co-Therapeuten in die nächste große Stadt.

Wieder saßen wir in der Bahn. Wieder schwieg der Mann. Nur manchmal stellte er die üblichen Fragen nach der Stärke meiner Angst, dem Grad der Anspannung, dem Befinden.

Vom Zug wechselten wir in die U-Bahn; sie war sehr voll.

»Die Luft ist schlecht«, sagte der Co-Therapeut.

»Ja«, sagte ich.

»Sie wird immer schlechter. Ich kann kaum noch atmen.«

»Ich schon.« Ich ließ mich nicht provozieren.

Am Hauptbahnhof stiegen wir aus, gingen die Fußgängerzone entlang bis zu einem Kaufhaus und fuhren in den sechsten Stock. »Ich trinke einen Kaffee im Restaurant. Sie werden eine Stunde lang durch die Innenstadt spazieren.« Der Co-Therapeut zögerte. »Trauen Sie sich das zu?«

Ich nickte.

Ich fuhr die Rolltreppe hinunter, verließ das Kaufhaus und bummelte durch die Straßen. In einem Elektrogeschäft schaute ich Radios an. Ich beobachtete Passanten, die voll bepackt mit Tüten und Taschen in die Geschäfte strömten und mit noch mehr Einkäufen wieder herauskamen. Ich aß einen Apfel aus meinem Lunchpaket; das Käsebrötchen schenkte ich einem Obdachlosen.

Ich hatte keine Angst.

Nach einer Stunde kehrte ich zurück ins Kaufhaus. Es war Mittag. Im Restaurant waren alle Tische besetzt.

»Sie sehen aus, als wären Sie Marathon gelaufen«, sagte der Co-Therapeut, als ich mich setzte. Die Übung hatte ich bestanden; nun entlud sich die Anspannung der vergangenen Nacht, in der ich kaum geschlafen und immer gehofft hatte, am Morgen unserer Verabredung nicht krank zu sein.

»Ich hole Ihnen etwas zu trinken.« Der Co-Therapeut stand auf und ging zu einer gläsernen Theke, auf der Schalen mit exotischen Früchten standen.

Die Stimmen um mich herum hallten.

Mein Herz klopfte.

Meine Ohren rauschten, pochten.

Meine Hände zitterten. Meine Füße kribbelten.

Ich stand auf und ging zum Fenster. Atmete tief.

»Wie geht es Ihnen?« Der Co-Therapeut reichte mir ein Glas Saft.

»Nicht gut«, antwortete ich.

»Atmen Sie langsam und tief, aber hören Sie auf, sich an der Balustrade festzuklammern. Sie werden nicht umfallen.«

Mich schwindelte.

Komm, Angst, komm …

Irgendwann ließ die Panik nach.

»Setzen wir uns«, sagte der Co-Therapeut. Sein Haar leuchtete. Augen wie Jade. Er lächelte.

Ich trank meinen Saft und ruhte mich aus.

»Anschließend fahren wir Bus«, sagte der Co-Therapeut. »Weil es Ihnen gerade so schön schlecht geht.«

Ich musste lachen. Ich verstand.

Doch das Busfahren machte mir nichts aus. Wir fuhren gemeinsam, ich fuhr allein, fuhr hin und her, hin und her. Es ging mir gut.

Langsam bekam ich Routine.

Und Routine bedeutete Sicherheit.

»Fahren wir zurück in die Klinik«, sagte der Co-Therapeut, als es dunkel wurde.

Ich ging zum Fahrplan. Warf einen Blick auf meine Armbanduhr.

»Geben Sie mir die Uhr.«

Erstaunt blickte ich auf. Ich hatte mein Handy abgeben müssen, die halbe Beruhigungstablette, die ich immer bei mir trug, und die Kaugummis; manche Patienten kauten, um sich abzulenken, weshalb Kaugummis und Bonbons in der Konfrontationstherapie verboten waren. Aber Armbanduhren? »Nein«, sagte ich. »Meine Uhr behalte ich.«

Einen Moment lang fixierte mich der Co-Therapeut mit ernster Miene. Dann verzog sich sein sommersprossiges Gesicht zu einem Lachen. »Endlich eine klare Aussage von Ihnen.«

Seit meiner Ankunft in der Klinik, sagte er, hätte ich stets mit schwammigen Antworten reagiert. *Ich weiß nicht … Möglicherweise …*

Zum ersten Mal hatte ich klar Position bezogen.

Nach dem Abendessen fragte eine Patientin: »Wollen wir in den Wald fahren?«

Spontan antwortete ich: »Ja.«

Aus dem Wald, der die Klinik umgab, hörte man gelegentlich Schreie. Keine ängstlichen Schreie, eher wütendes Gebrüll. Einmal hatte ich nachgefragt. »Es gibt eine Lichtung«, hatte ein Mann geantwortet. »Manche Patienten fahren dorthin und schreien. Um etwas zu lösen.«

Das interessierte mich.

Eine andere Patientin hatte gefragt: »Wollen wir das auch mal versuchen?«

»Ich traue mich nicht«, hatte ich geantwortet.

Als sie nun wieder fragte, zögerte ich nicht.

Mit Fahrrädern fuhren wir in den Wald, hin zu der Lichtung. Die Sonne stand schon tief, und die Wiese lag im Schatten. Es war still. Ab und zu raschelte es im Unterholz. Wir lehnten unsere Räder gegen eine Eiche.

»Du zuerst?«, fragte ich.

»Beide gleichzeitig«, schlug meine Mitstreiterin vor.

»Einverstanden.«

Sie zählte bis drei.

Meinem Mund entfuhr ein leiser Hauch. Ich kicherte. Dann stellte ich mich breitbeinig auf die Wiese und holte tief Luft.

Schrie, schon etwas lauter.

Neben mir erklang ein heiseres Geräusch. Wir sahen uns an. Kicherten. »Gar nicht so einfach«, japste die Frau.

»Trotzdem tut es gut«, sagte ich.

Sie zählte. Eins, zwei, drei.

Wir schrien. Laut und vernehmlich.

Meine Brust war so frei.
Ich schrie.
Mein Körper voller Luft und Kraft.
Ich schrie.
Es tat so gut.
Ich lachte. Ich war so froh.

Nach sechs Wochen endete mein Aufenthalt in der Klinik.

Ich hatte die Zeit genossen und genutzt. Ich hatte Abstand. Ich fühlte mich stark, sicher und war voller Zuversicht.

Meine Familie holte mich ab und ich freute mich, meine Kinder, meinen Mann, meine Eltern wiederzusehen.

Zu Hause hatte sich nichts verändert: ich putzte, wusch, kochte, kaufte ein, schmierte Brote, brachte die Jungen weg, holte sie wieder ab, *Mama, schau mal meine Hausaufgaben*.

Doch ich nahm mir Zeit.

Jeden Tag fuhr ich Rad. Ich trainierte progressive Muskelentspannung. Meine Söhne, auch der kleine, akzeptierten den Rückzug ohne Widerspruch. Klingelte das Telefon, sagten sie: *Mama will nicht gestört werden* und notierten die Namen der Anrufer.

Mich zu entspannen half, die Ruhe zu bewahren.

Ich wurde geduldiger.

Die Expositionsübungen der Konfrontationstherapie und die vielen Gespräche über Verhaltensmaßnahmen und Strategien der Bewältigung hatten mich sicherer gemacht im Umgang mit meiner Angst.

Ich lebte mit ihr. Doch ich fürchtete sie nicht.

Ich sah meinen Weg klar vor mir. Vor allem in den Einzelgesprächen war mir bewusst geworden, wie sehr ich mich für das Wohlergehen meiner Familie und meiner Freunde verantwortlich fühlte. Ich hatte mir vorgenommen, das zu ändern. Etwas mehr Distanz zu wahren. Mich nicht zu verlieren in den Bemühungen um andere.

Ich wollte versuchen, die Dinge realistischer zu betrachten und meine Gefühle öfter zu überprüfen. Von dem Pflichtbewusstsein und der Gewissenhaftigkeit, die mich so prägten, abzulassen.

Ich wusste, unser Familienleben würde auch in Zukunft anstrengend werden. Mein Mann war noch immer krank.

Es war eine Herausforderung.

Ich war bereit, sie anzunehmen.

KAPITEL 8

Der Raum war kahl, das Licht hell und nüchtern. Ein Mann, Arno, saß auf dem orangefarbenen Sofa, eine Frau, Kathrin, in einem Korbstuhl. Es war derselbe Raum wie damals, doch diesmal bestand die Selbsthilfegruppe aus ehemaligen Patienten der psychosomatischen Klinik.

Dort hatte es regelmäßige Sitzungen gegeben, die so genannte Patientenbegleitung, die ohne Beisein der Therapeuten stattfand. Wir nahmen sie zum Vorbild und begannen unsere Treffen mit einer kurzen Runde, in der jeder berichtete, wie es ihm ging; alle hörten zu, niemand kommentierte. Wer wollte, konnte anschließend ein Thema, das ihn besonders beschäftigte, zur Diskussion stellen; wer mochte, gab Ratschläge oder trug eigene Erfahrungen bei. Häufig wiederholten wir Strategien zur Angstbewältigung oder Entspannungstechniken – es war ein Einschleifen von Altbekanntem, dennoch entdeckte ich immer wieder Dinge, die ich bislang nicht wahrgenommen oder nicht ganz verstanden hatte.

Die Selbsthilfegruppe traf sich jede Woche, und wir arbeiteten intensiv und strukturiert. Ab und zu verabredeten wir uns privat, zu einem Grillfest oder einem Ausflug, Freundschaften entwickelten sich. Ich mochte Arno, Kathrin, Martin, Tessa und Marlene; in ihrem Kreis fühlte ich mich aufgehoben. Heute erzählte Marlene.

Ihr Klinikaufenthalt lag, wie meiner, zwei Jahre zurück. Sie litt unter einer generalisierten Angststörung, die über eineinhalb Jahrzehnte ihr Leben bestimmt hatte. Nach der Entlassung war Marlene aufgeblüht.

»Jeden Morgen, wenn ich aufgewacht bin, habe ich mich auf den Tag gefreut. Die Arbeit hat mir Spaß gemacht, voller Energie bin ich ins Büro gegangen. Die Zusammenarbeit mit meinen Kollegen entwickelte sich hervorragend, und mit der Zeit übertrug man mir mehr Verantwortung. Mein Chef lobte meine Arbeit und bot an, mich zu einer Fortbildung anzumelden.« Ihre Augen wirkten müde, etwas an Marlenes Ausstrahlung passte nicht zu ihren Worten. Ich spürte ein leichtes Unbehagen.

»Seit ein paar Tagen wache ich morgens auf und fühle mich schwer und müde und überfordert.« Sie begann zu weinen. »Ich habe Angst, das Haus zu verlassen, und bekomme häufig Panikattacken. Meine Ärztin hat mich krankgeschrieben.« Arno reichte Taschentücher. »Hierher zu kommen«, schluchzte Marlene, »hat große Anstrengungen gekostet.«

Marlene war eine kräftige, zupackende Frau. Als wir uns kennen lernten, hatte mich ihr Elan sehr beeindruckt. Jetzt erschrak ich über den plötzlichen Wandel.

»Ich sage mir oft, so schlimm, wie es war, wird es nie wieder sein.« Tessa fuhr mit der Hand durch ihre braunen Locken. »Aber das ist ein Irrglaube. Wir müssen immer mit Rückfällen rechnen.« Ich dachte an die vielen Bücher, die ich über Angst gelesen hatte. Fast alle sprachen von Heilung, und eine Zeit lang hatte mich das getröstet.

»Ich gehe davon aus, dass die Angst mich ein Leben lang begleiten wird«, sagte Arno, ein schlanker Physikprofessor mit grauem Bart und feinen Gesichtszügen. »Ich bringe einfach eine Disposition mit. Andere Leute bekommen Kopfschmerzen oder einen Hexenschuss – wenn ich mich überfordere, packen mich Angst und Panik.«

Ich nickte und trank einen Schluck Tee. Alle schwiegen, nur Marlenes Weinen füllte den Raum.

Den Grund meiner Angststörung konnte niemand benennen. Ich hatte genug gelesen, um zu wissen, dass es verschiedene wissenschaftliche Theorien gab, und in meinem Fall vermutete ich ein Zusammenspiel von psychischen und biochemischen Faktoren. Während beider Schwangerschaften war es mir blendend ergangen, nach Mats' Geburt hatte mich grenzenlose Angst gepackt. Selbst während der Monatsblutungen bemerkte ich eine gewisse Anfälligkeit. Als der Neurologe seinerzeit die Diagnose gestellt hatte, war ich davon ausgegangen, in wenigen Wochen geheilt zu sein; inzwischen dachte ich wie Arno. Die Angst war mein »wunder Punkt«, einer, an dem ich auf mich aufpassen musste.

»Ich würde jederzeit wieder in Therapie gehen, wenn es nötig wäre«, sagte Kathrin. »Oder in die Klinik.«

»Darüber denke ich nach«, sagte Marlene und putzte die Nase. »Aber es kommt mir vor wie ein Versagen.«

»Mich ärgert, dass ich das nicht eher gemacht habe«, sagte ich. »Ich hatte lange Angst vor einer Klinik. Es hat Jahre gedauert, bis ich reif war.«

Martin schmunzelte. »Reif …«

»Ich meine, bis ich an einem Punkt angelangt war, an dem ich mich der intensiven Auseinandersetzung mit einer Gruppe von Menschen, die ich nicht kenne, stellen konnte.«

Martin nickte.

»Für mich war es das i-Tüpfelchen«, fuhr ich fort. »Ich habe von dem Aufenthalt sehr profitiert, und einige meiner Vorsätze halte ich bis heute durch.«

Marlene begann wieder zu weinen. Vor wenigen Tagen hatte sie mich angerufen, halb wahnsinnig vor Todesangst und akuter Panik. Ich hatte versucht, sie zu beruhigen, hatte auf sie eingeredet, wie jahrelang andere Menschen auf mich eingeredet hatten. Hatte ihr versichert, sie würde nicht verrückt werden, sie würde sich nicht auflösen, sie würde nicht sterben. Unter Tränen hatte Marlene mich gebeten, zu kommen. Nun sah ich ihre zitternden Hände. Marlene tat mir Leid, ihr Schicksal berührte mich, mehr als mir lieb war. Es ging mir wie Tessa; auch ich wollte glauben, dass es so schlimm, wie es einmal war, nie wieder käme.

Schwindel. Die Welt bebt.
Kribbeln in den Füßen.
Das Herz schlägt dumpf und immer schneller, als wolle es aus der Brust herausspringen.
Diese unglaubliche Hitze.
Mir ist kalt.
Das Rauschen im Kopf schwillt an, ein Pfeifen, ein Gellen, ein Konzert des Schreckens.

Neulich bekam ich eine Panikattacke.

Sie kam plötzlich. Nichts von dem, was ich gelernt hatte, konnte ich anwenden.

Sie ging vorüber. Es dauerte nicht einmal lange.

Ich nahm es hin.

Ich grübelte nicht, was die Panik ausgelöst haben könnte. Ich suchte keinen Arzt auf, denn ich wusste, es gab keinen organischen Grund für die Symptome.

Ich verfing mich auch nicht in der Angst, die Panik könne sich wiederholen.

Ich lebte mein Leben einfach weiter.

Tiere tanzten über die Bühne.

Giraffen, Antilopen, Zebras drehten sich im Kreis, dazwischen Tänzer mit wilden Masken. Ein junger Löwe suchte seinen Platz in der Löwengesellschaft, ein alter sprach zu ihm, ernst und dramatisch; der alte Löwe kannte das Spiel des Lebens. Ringsum auf den Rängen saßen Menschen mit leuchtenden Gesichtern, Kinder staunten, im Parkett rief ein Mädchen: *Guck mal, Mami!*

Ich lehnte mich zurück. Auch Mats und Lennart folgten dem Schauspiel gebannt.

Bis eine Sirene ertönte.

Die Zuschauer sahen einander an, verwirrt und unschlüssig. Ob das Geräusch zum Stück gehörte? Ich sah zur Bühne. Die Löwen hörten auf zu tanzen. Das Löwenjunge staunte. Der Alte schwieg, und die Giraffe drehte ihren gefleckten Hals.

»Liebe Zuschauer«, sagte eine ernste, aber freundliche Frauenstimme, »wegen eines technischen Problems möchten wir Sie bitten, das Theater zu verlassen. Folgen Sie unserem Personal. Es besteht kein Grund zur Sorge.«

Ich schoss aus dem Sitz.

Mein Herz klopfte.

Manche Besucher murmelten, andere sahen sich um. Unruhe breitete sich aus, doch nur wenige Gäste erhoben sich und folgten der Anweisung.

»Lennart, komm zu mir«, rief ich und griff nach der Hand meines Sohnes. Mein Mann stand neben Mats, er war der Saaltür am nächsten. Ich überlegte, wie wir am schnellsten gemeinsam vom dritten Rang hinunter zum Ausgang kämen. Zwei Mädchen sahen mich an, ein älterer Mann mahnte zur Besonnenheit. Die Sirene jaulte. Wieder und wieder ertönte die Durchsage: *Liebe Zuschauer …*

Mein Herz hämmerte. Ich war aufgeregt.

Plötzlich mischte sich eine weitere Frauenstimme in das Gewirr. *Dies ist ein Fehlalarm! Bitte bleiben Sie auf Ihren Plätzen.*

Die Menschen sahen einander an, nun vollends irritiert.

Manche, die aufgestanden waren, setzten sich.

Zögernd setzte ich mich ebenfalls, die Bühne und die Saaltüren dabei fest im Blick.

An den Ausgängen wies das Personal Besucher, die den Saal verlassen wollten, zurück auf die Plätze.

Die Sirene erstarb, es hörte sich an, als habe jemand einer Katze auf den Schwanz getreten. Doch die Durchsagen liefen weiter. Beide schienen Tonbandaufzeichnungen zu sein, Endlosschlaufen, die sich wie Ringkämpfer ineinander verkeilten, miteinander verwoben, zu einem Klangbrei verschmolzen, in dem kaum zu erkennen war, welche Stimme was sagte, welche die Oberhand hatte.

Liebe Zuschauer, bitte verlassen Sie … Dies ist ein Fehlalarm …

Die Löwen standen auf der Bühne, verwirrt.

Lennart war aufgeregt, Mats amüsierte sich.

Dann setzte Musik ein.

Die Dschungelbewohner nahmen Aufstellung.

Die Lautsprecherdurchsagen endeten.

Es war ein Fehlalarm gewesen.

Trommeln stampften den Takt, Rasseln und Kalebassen rauschten.

Einer der Löwen auf der Bühne brüllte vor Lachen, eine Giraffe fiel ein, dann zwei Zebras. Ich kicherte. Jedes Mal, wenn ein Darsteller mit seinem Text fortfahren wollte, lachte das ganze Ensemble.

Die Zuschauer hielten sich die Bäuche, das ganze Haus vibrierte.

Ein großer Applaus hob an.

Am Ende tanzten die Löwen weiter.

Vorfälle wie dieser ereignen sich ständig.

Das Theater gastierte über Wochen in der Stadt. Nur einmal, ausgerechnet an jenem Abend, als ich mit meiner Familie in der Vorstellung saß, wurde Alarm ausgelöst.

Neulich fuhr ich mit der S-Bahn. Auf halber Strecke blieb der Zug stehen. Ich nahm es hin, es passierte mir nicht zum ersten Mal. Diesmal dauerte es sogar nur zehn Minuten.

An einem Abend, an dem sich die Selbsthilfegruppe traf, stiegen wir in den Fahrstuhl.

Die Tür ging zu.

Ein Knirschen.

Ein Stöhnen.

Rasch überlegte ich auszusteigen, Arno und Tessa ebenfalls. Doch Martin mahnte: »Nichts vermeiden!«

Ein Ruck.

Der Lift fuhr an.

Doch er fuhr nicht in den vierten Stock.

Er fuhr in den Keller. Und blieb dort stehen.

Mit zitternden Beinen stiegen wir aus.

Sieben Panikpatienten im Keller.

Der Zugang zum Treppenhaus vergittert!

»Ich habe ein Handy«, rief Kathrin.

Es funktionierte nicht.

»Die Notruftaste«, rief Tessa und drückte den kleinen Knopf. Eine rostige Stimme meldete sich. Tessa erklärte, dass wir feststeckten.

Rauschen.

Knacken.

Stille.

Die Stimme sprach kein Wort mehr. Ratlos sahen wir einander an. Martin riss Witze.

Alle waren unruhig.

Doch niemand wurde panisch.

»Ich klettere über das Gitter und hole Hilfe«, erbot sich Arno. Schließlich kletterten alle über die Absperrung, sie reichte nur bis zur halben Höhe der Wand.

Vorfälle wie diese ereignen sich.

Trotzdem fahre ich Fahrstuhl.

Trotzdem gehe ich ins Theater.

Trotzdem fahre ich Bus und Bahn.

Einige meiner in der Klinik gefassten Vorsätze konnte ich nicht umsetzen.

So fällt es mir noch immer schwer, mich abzugrenzen. Auch alte Schuldgefühle, vor allem meinem älteren Sohn gegenüber, halten sich hartnäckig. Mats dagegen scheinen die Einschränkungen, die meine Krankheit in seinem Leben auslösten, überhaupt nicht bewusst zu sein. Und schließlich behandeln meine Eltern mich bis heute anders als meine Schwester, noch immer machen sie sich mehr Sorgen um mich. Manchmal stört mich das.

Doch ich bin selbstbewusster geworden.

Ich kenne meine Kraftgrenzen, nehme Pausen und lasse mir Schwächen auch einmal anmerken.

Als Jugendliche war ich ernster als meine Freundinnen; dass ich mich auf meinen Körper nie verlassen konnte, lastete auf meinem Leben. Etwas Unbeschwertheit erobere ich zurück.

Mein Glück war, dass ich meine Krankheit nicht tatenlos hingenommen habe.

Seit kurzem arbeite ich sogar wieder, ehrenamtlich, in der Opferhilfe. Vergangene Woche begleitete ich eine Frau zum Prozess; der Täter war wegen Vergewaltigung und schwerer Körperverletzung angeklagt. Die Verhandlung dauerte sieben Stunden. Die Frau hatte keinerlei Bestand.

Es ist schön zu erleben, dass ich helfen kann.

KAPITEL 9

Nebel hing tief und nass über der Stadt.

Ein Glasdach spannte sich über unseren Köpfen, an den Schaltern des Flughafens standen Menschen mit Koffern und Taschen und warteten. Wir hatten kein Gepäck.

»Warst du schon einmal in München?«, fragte der Co-Therapeut mit seinem französischen Akzent.

Ich schüttelte den Kopf.

»Herzlich willkommen«, sagte eine blonde Frau in blauer Uniform. Ich schob die Tickets über den Schalter. Sie hatten nicht viel gekostet, eine Buchung im Internet. Kurz fürchtete ich, es könnte Probleme geben.

Oder wünschte ich es mir?

Ich war nicht sicher. Es war die größte Hürde, die ich nehmen konnte: ein Übungsflug. Der erste Flug meines Lebens.

»Vielen Dank«, sagte die Frau und schob mir Tickets und Bordkarten sowie einen Werbeprospekt zu, auf dem eine riesige, von Kinderhand gemalte Sonne lachte. »Ausgang B 70, bitte. Ich wünsche Ihnen einen angenehmen Flug.«

»Danke«, sagte ich und steckte den Prospekt in die Manteltasche. Hatte ihre Stimme ironisch geklungen? Oder kam es mir nur so vor? Egal.

»Wollen wir etwas trinken?«, fragte Bernard. Ich nickte.

Ein halbes Jahr nach meiner Entlassung hatte ich eine Bekannte in der Nähe der Klinik besucht. An jenem Tag regnete es, und während ich auf den Zug wartete, lehnte ich meinen Schirm gegen einen der orangefarbenen Schalensitze aus Plastik. In meiner Handtasche klingelte das Handy, der Schirm rutschte und fiel zu Boden. Im selben Augenblick kam ein Mann um die Ecke und stolperte. Erschrocken griff ich nach seinem Arm, doch er fand sein Gleichgewicht schnell wieder. Als ich den Co-Therapeuten erkannte, lachte ich, halb aus Peinlichkeit, halb vor Schreck. »Entschuldigung, es tut mir Leid«, sagte ich. Das Handy hörte auf zu klingeln, und eine blecherne Stimme kündigte die Ankunft des Zuges an.

Wir stiegen ein.

Während der Fahrt unterhielten wir uns – viel weniger einsilbig, als unsere Gespräche in der Klinik und während der Expositionsübungen verlaufen waren. Im Gegenteil, Bernard erwies sich als charmant. Am Ende der Fahrt tauschten wir Adressen aus und schrieben uns fortan E-Mails. Ab und zu verabredeten wir uns. Als ich eines Tages erzählte, ich wolle üben, was ich immer noch fürchtete, und endlich fliegen, bot Bernard an, mich zu begleiten. »Als Freund, nicht als Therapeut.« Ich hatte sein Angebot gern angenommen.

Eine Ansage bat die Gäste des Fluges nach Brüssel an Bord.

Mein Herz klopfte.

Eineinhalb Stunden würde unser Flug nach München dauern.

Eineinhalb Stunden, in denen ich nicht aussteigen konnte.

In den vergangenen Wochen hatte ich mit meiner Therapeutin über den Plan gesprochen. Sie ermutigte mich, wenn ich zweifelte. Gemeinsam wiederholten wir die Atemübungen. Ich las mehrere Bücher und studierte Internetseiten über Flugangst.

Doch nun war ich ängstlich.

Immer wieder strichen die Finger meiner rechten Hand über das spiegelglatte Glas meiner Armbanduhr. Draußen auf dem Rollfeld standen Flugzeuge, grausilbern und ordentlich nebeneinander geparkt. Ich sah zu Bernard. Im Notfall, dachte ich und presste meine Armbanduhr gegen das Handgelenk, im Notfall wüsste er, was zu tun wäre.

Eine erneute Durchsage.

Eine Stimme bat Fluggäste nach München zum Ausgang B 70.

»Es ist Zeit«, sagte Bernard.

Ich nickte.

Wir gingen einen Flur entlang, vorbei an Sitzgruppen und einem Stehtisch, der Rauchern erlaubte, dort – und nur dort! – zu rauchen. Daneben hatte ein Autoverleiher einen Kleinwagen postiert, auf dessen in leuchtendem Orange lackierten Kotflügeln die unsagbar günstigen Mietpreise prangten. Kurz wünschte ich, in das Auto einsteigen und nach München fahren zu dürfen.

Dann wischte ich meine Fluchtgedanken beiseite.

Wir reihten uns in die Warteschlange. Eine Mitarbeiterin der Fluggesellschaft nahm unsere Bordkarten entgegen, sie trug das gleiche dunkelblaue Kostüm wie ihre Kollegin am Ticketschalter. Ich sah mich um. Die meisten Menschen wirkten uniform, vor allem die vielen Geschäftsreisenden in ihren gedeckten Anzügen.

Plötzlich schien alles sehr schnell zu gehen.

Die Fluggäste drängten zur Gangway. Die Enge war unangenehm, meine Anspannung stieg. Ich wurde gezogen und geschoben, laute Schritte hallten auf dem metallenen Boden. Es war kalt. Die Gangway machte einen Knick. Ich bog um die Kurve – und blickte in ein schwarzes Loch.

In dem Loch stand eine Stewardess.

Sie lächelte und grüßte freundlich.

Tapfer ging ich weiter, hinein in den eisernen Rumpf.

Im Mittelgang der Maschine stauten sich die Reisenden. Ein dicker Mann schob sich zwischen den Sitzreihen entlang, fand seinen Platz nicht, fand ihn dann doch, zog seinen Mantel aus, faltete ihn umständlich, schob eine Tasche ins Gepäckfach, den Koffer hinterher, zog ihn halb wieder heraus, nahm eine Zeitung aus der Seitentasche, schob den Koffer wieder ins Gepäckfach, den Mantel hinterher. Schloss die Klappe. Setzte sich endlich.

Hinter mir drängelten die nachfolgenden Passagiere.

Diese Enge!

Mich schwindelte.

Als wir auf unseren Plätzen saßen, atmete ich mehrmals tief ein und aus. Bernard schnallte sich an. Ich griff nach dem Gurt an meinem Sitz; mein Gesicht war heiß, meine Nerven gespannt. Ich sah, wie die Stewardess die Tür schloss.

Löste den Gurt!

Sprang aus dem Sitz!

Raus!

Raus.

Eine Hand griff nach meinem Arm. »Setz dich«, sagte Bernard und zog mich zurück in den Sitz.

Dieser Schwindel.

Diese gleißende, bitter schmeckende Angst.

»Du kannst nicht mehr raus«, sagte Bernard.

Starr saß ich da. Krallte meine Finger um Bernards Hand. Sah aus dem Fenster, sah wie das Flugzeug über die Rollbahn glitt. Wandte den Blick ab.

Explodierte.

Und starb.

»Atme«, sagte Bernard.

Eins-zwei-drei-vier-fünf-sechs – ich atmete.

Forderte die Angst auf, zu kommen.

Ich würde nicht kämpfen. Alles ginge vorbei.

Doch dieser infernalische Schwindel, diese Hölle.

Ich atmete, tief und langsam, und zählte: *eins-zwei-drei-vier-fünf-sechs*. Nach etwa zehn Minuten ließ die Panik nach. Doch die Anspannung blieb. Meine Finger umklammerten noch immer Bernards Hand, die weiß war wie Wachs.

Erst als der Pilot in München landete, so sanft, dass ich es nicht bemerkte, verschwand die Nervosität. »Wie geht's?«, fragte Bernard.

»Gut«, sagte ich. Und es stimmte.

Wir verbrachten den Tag in München, bummelten über den Viktualienmarkt, spazierten durch den Englischen Garten, tranken in Schwabing in einem Straßencafé Kaffee und aßen im Hofbräuhaus eine Haxe.

Manchmal dachte ich an den Rückflug; ich tat es ohne jede Panik.

Am Nachmittag fuhren wir mit der Bahn zum Flughafen. Als wir in der Maschine saßen und die Stewardessen die Türen schlossen, überkam es mich wieder.

Die Panik verschwand nach fünf Minuten.

Die Motoren dröhnten, das Flugzeug rollte zur Startbahn, und diesmal traute ich mich, aus dem Fenster zu sehen. Ich juchzte innerlich, als das Flugzeug immer schneller wurde, über die Startbahn jagte und schließlich, mit einem kleinen Ruck, abhob – ein wunderbares Gefühl zog durch meinen Bauch.

Ich lehnte mich zurück.

Als eineinhalb Stunden später die *Fasten your seat belt*-Anzeigen aufleuchteten, fühlte ich mich, als hätte ich die Welt besiegt.

Bus fahren konnte ich jederzeit; Fliegen zu üben war teuer. Doch es war gut, dass ich es getan hatte. Ich war deswegen noch keine routinierte Fliegerin; doch es gab mir Sicherheit.

»Wie geht's?«, fragte Bernard.

»Großartig. Und ich hoffe, ich habe deine Hand nicht allzu sehr gequetscht?«

»Schon in Ordnung. Die Finger sind noch dran.«

Die Stewardess verteilte Kaugummis und Erfrischungstücher. »Das nächste Mal fliegen wir nach New York?«, fragte Bernard.

»Griechenland wäre auch in Ordnung«, lachte ich.

Im Ankunftsbereich der Flughafenhalle erwartete uns mein Mann, in der Hand eine Rose. Ich fiel ihm um den Hals.

Am darauf folgenden Tag hätte ich Bäume ausreißen können. Ich war euphorisch, eine endlose Energie trug mich, fast war mir, als schwebte ich noch in der Luft.

Ich war geflogen!

Beim nächsten Mal würde ich ebenfalls Angst haben, das wusste ich.

Trotzdem würde ich es wieder tun.

ENDE

ADRESSEN

DASH
Deutsche Angststörungshilfe und -selbsthilfe
Bayerstraße 77a Rückgebäude
80335 München
Telefon 0 89 / 51 55 53 15
Fax 0 89 / 51 55 53 16

Agoraphobie e.V.
Beratungsstelle bei Angst, Panik und Phobien
Taunusstraße 5
12161 Berlin
Telefon 0 30 / 851 58 24
Fax 0 30 / 851 58 24
Angstzentrum.Berlin@t-online.de
www.angstzentrum-berlin.de

Deutsche Gesellschaft für Zwangserkrankungen
Postfach 1545
49005 Osnabrück
Telefon 05 41 / 3 57 44 33
Fax 05 41 / 3 57 44 35
zwang@t-online.de
www.zwaenge.de

Nakos
Nationale Kontakt- und Informationsstelle zur Anregung und Unterstützung von Selbsthilfegruppen
Wilmersdorfer Straße 39
10627 Berlin
Telefon 0 30 / 31 01 89 60
Fax 0 30 / 31 01 89 70
selbsthilfe@nakos.de
www.nakos.de

Deutsche Arbeitsgemeinschaft Selbsthilfegruppen e.V.
Friedrichstraße 28
35392 Gießen
Telefon 06 41 / 994 56 12
Fax 06 41 / 994 56 19
dagshg@gmx.de
www.dag-selbsthilfegruppen.de

Kontakt- und Informationsstelle für Selbsthilfegruppen /
KISS Altona
Gaußstraße 21
22765 Hamburg
Telefon 0 40 / 39 57 67
Fax 0 40 / 39 60 98
altona@kiss-hh.de
www.kiss-hh.de

Psychotherapie-Informationsdienst
Oberer Lindweg 2
53129 Bonn
Telefon 02 28 / 74 66 99
wd-pid@t-online.de
www.psychotherapiesuche.de

Berufsverband Deutscher Psychologinnen und Psychologen
Servicezentrum Bonn
Oberer Lindweg 2
53129 Bonn
Telefon 02 28 / 98 73 10
info@bdp-verband.org
www.bdp-verband.org

Christoph-Dornier-Stiftung für Klinische Psychologie
Salzstraße 52
48143 Münster
Telefon 02 51 / 41 83 43
Fax 02 51 / 4 18 34 50
info@christoph-dornier-stiftung.de
www.christoph-dornier-stiftung.de

www.schoen-kliniken.de

LITERATURTIPPS

Becker, Eni/Markgraf, Jürgen: *Generalisierte Angststörung – Ein Therapieprogramm*, PVU-Verlag

Boerner, R.J./Gülsdorff, B./Markgraf, J./Osterheider, M./Philipp, M./Wittchen, H.-U.: *Die Panikstörung – Diagnose und Behandlung*, Schattauer-Verlag

Markgraf, Jürgen/Schneider, Silvia: *Agoraphobie und Panikstörung*, Hogrefe-Verlag

Riemann, Fritz: *Grundformen der Angst*, Ernst-Reinhardt-Verlag, als Hörbuch: Ernst-Reinhardt-Verlag

Wittchen, Hans-Ullrich u.a.: *Panikratgeber – Was Sie schon immer über die Behandlung von Panikstörungen wissen wollten*, Karger-Verlag

Nicht mehr in den Buchhandlungen erhältlich, dennoch empfehlenswert bzw. in diesem Buch erwähnt:

Markgraf, Jürgen/Schneider, Silvia: *Panik – Angstanfälle und ihre Behandlung*, Springer-Verlag

Mathews, A./Gelder, M./Johnston, D.: *Platzangst – Agoraphobie, Ein Übungsprogramm für Betroffene und Angehörige*, Deutsche Bearbeitung von Ivar Hand, Cornelia Wilke, Springer-Verlag

Richter, Horst-Eberhard: *Umgang mit Angst*, Econ-Verlag

Sheehan, David V.: *Angst – Die heimliche Krankheit*, Heyne-Verlag

Wittchen, Hans-Ullrich: *Wenn Angst krank macht*, Mosaik-Verlag